# 场能与弱激光临床应用

主 编 朱 平

中国科学技术出版社

北 京

## 图书在版编目（CIP）数据

场能与弱激光临床应用／朱平主编. — 北京：中国科学技术
出版社，2017.8（2018.8 重印）

ISBN 978-7-5046-7641-2

Ⅰ . ①场… Ⅱ . ①朱… Ⅲ . ①物理疗法 Ⅳ . ① R454

中国版本图书馆 CIP 数据核字（2017）第 203350 号

| | |
|---|---|
| 策划编辑 | 焦健姿 |
| 责任编辑 | 黄维佳　翟　昕 |
| 装帧设计 | 华图文轩 |
| 责任校对 | 龚利霞 |
| 责任印制 | 李晓霖 |

| | |
|---|---|
| 出　　版 | 中国科学技术出版社 |
| 发　　行 | 中国科学技术出版社发行部 |
| 地　　址 | 北京市海淀区中关村南大街 16 号 |
| 邮　　编 | 100081 |
| 发行电话 | 010-62173865 |
| 传　　真 | 010-62173081 |
| 网　　址 | http://www.cspbooks.com.cn |

| | |
|---|---|
| 开　　本 | 850mm×1168mm　1/32 |
| 字　　数 | 188 千字 |
| 印　　张 | 7.75 |
| 版、印次 | 2018 年 8 月第 1 版第 2 次印刷 |
| 印刷公司 | 天津翔远印刷有限公司 |
| 书　　号 | ISBN 978-7-5046-7641-2 / R·2070 |
| 定　　价 | 25.00 元 |

# 编著者名单

主　编　朱　平
编　者　周玉珍　章　萍　金方虹
　　　　盛　林　刘筑闻　李广财

# 内容提要

## ABSTRACT

编者参考大量文献资料并结合临床实例，分6章，分别介绍了场能疗法的基本知识、场能疗法逆转亚健康、场能疗法的临床应用、弱激光疗法的基本知识、弱激光疗法的临床应用，以及场能疗法和弱激光疗法的常用穴位。所涉及的临床各科疾病均为常见病、多发病，文献数据来源广泛且真实有据，可为各科医生使用场能疗法和弱激光疗法进行辅助治疗提供参考依据。本书内容丰富，通俗易懂，适合临床各科医生阅读、参考，医学爱好者也可通过本书对场能疗法和弱激光疗法的临床应用有一个系统的了解和认识。

# 前　言

　　场能疗法和弱激光疗法均为物理疗法，是一种安全、有效的绿色疗法，深受广大医务人员和普通百姓的欢迎。这两种治疗方法已从医院的殿堂走进千千万万户家庭，发挥保健、预防和辅助治疗的作用，成为普遍使用的保健治疗仪器。

　　场能疗法是一种既古老又现代的治疗方法，又称高电位疗法，是处于绝缘状态的人体利用高压静电的场能，全方位补充人体细胞所需电能的方法，给细胞以能量，使之复苏，恢复细胞的生命力，激活细胞的新陈代谢，改善各脏器功能，从而达到保健、预防和治疗疾病的目的。

　　激光疗法（主要指弱激光疗法）则是 20 世纪 60 年代新兴的技术，它将激光技术应用到医学领域，利用激光的高单色性、方向性好、能量大、相干性好等优势，在医学领域广泛应用，与场能疗法一样，对人体无不良反应，通过血管内、鼻腔、穴位照射，使弱激光的光子能量被血液分子吸收，激活其生理、生化功能，改善血液流变性，提高红细胞生物活性，降低血小板聚集作用，降低血脂，防止血栓形成，降低血压。对防治心脑血管疾病及抗衰老有很大好处。

　　不过，上述两种物理疗法的靶向并不一致。场能疗法可提高细胞电场，改善细胞新陈代谢，还对自主神经系统有调节作用；而弱激光疗法主要作用于血液循环系统，可改善血流速度、血液循环、降低血脂及血黏度，防止血栓形成，从而改善人体各系统的功能。

当然，两者还有共同的作用，即改善全身各脏器的功能，调节神经系统、内分泌系统、免疫系统功能，从而达到防病治病的目的。

过去人们常将物理疗法与药物治疗、手术治疗及其他物理疗法相结合进行综合治疗，取得了相辅相成、事半功倍的效果。现在利用场能疗法结合激光疗法对疾病进行联合治疗，所取得的效果不是 $1 + 1 = 2$ 而是 $1 + 1 > 2$ 的功效。

笔者编写本书旨在通过介绍场能疗法和弱激光疗法的基本知识和临床应用，实现两种疗法的联合使用，获得更好的保健、预防和治疗效果，使百姓取得更大的实惠，促进人们健康长寿。正如《"健康中国 2030"规划纲要》所说："没有全民健康，就没有全面小康。""要以普及健康生活、优化健康服务、完善健康保障、建设健康环境、发展健康产业为重点，加快推进健康中国建设，努力全方位、全周期保障人民健康……"

编　者

# 目 录

CONTENTS

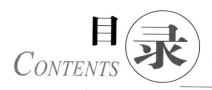

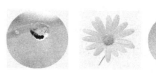

## 上篇　场能疗法

# 下篇　弱激光疗法

# 上 篇 场能疗法

# 第 1 章 场能疗法的基本知识
CHAPTER 1

## 第一节 场能疗法概述

### 一、什么是场能

"场",即物质与物质之间的相互联系,相互作用的本身和空间;"能"就是相互作用以后产生的能量。

所以简单地说,"场能"是两个以上存在体在场力作用下做功的能力。

场能疗法也称高电位疗法或电位疗法。它是对处于绝缘状态的人体利用高压静电的场能,全方位地补充人体细胞所需的电能的方法,用于清除体内多余的氧自由基,增加空气负离子,调节血液的酸碱平衡,从而提高人体免疫力,调节自主神经系统,达到预防和治疗疾病的效果。

## 二、场能与生命起源

### （一）生命来源于高压电场的雷电

关于生命如何起源，有各种各样的学说。但其中有一个学说认为自然界的电现象与生命的存在有密切关系。地球在45亿年前，随着太阳系的出现而诞生，又经过数亿年，地球表面开始形成硬地壳，出现海洋。围绕地球的大气层主要是甲烷、氮、氢、二氧化碳和水蒸气，它们在太阳强烈的紫外线、放射线、雷电和火山爆发时产生的大量热的作用下，反复出现化学反应（包括光化学反应和热化学反应），使一些简单的无机化合物形成原始的有机化合物，如碳氢化合物。直到30亿年前，大海中才形成复杂的有机化合物，即氨基酸物质，复合形成蛋白质，构成细胞，而氨基酸的最初合成是在雷电打击下在海面促进的聚合反应，这样，原始的生命就诞生了。所以说生命的起源和高压静电有关系。

日本筑波大学原田馨用实验证明了生命起源和电有密切关系。

### （二）大气中弥漫着电场

21世纪，随着社会的发展，科学的进步，生活水平的提高，人们越来越认识到人与自然、生命和健康的关系。消除污染、保护环境成为人们的共识，更多的人倡导绿色革命、回归自然。

人从出生起，就无时无刻接受地球上物理因子的影响，如空气、温度、湿度、日光等。这些因素直接影响人体内部器官的功能变化，影响人体生长和发育。人类作为大自然的产物，和大自然和谐相处、融为一体，人类各种生理现象均和自然环境息息相关，自然环境通过其物理因子（如阳光、空气、水、电磁波等），对人体的生命活动产生综合影响。

天地间的电磁波随着地球自转、公转或是受其他星体的影响等原因时时刻刻在变动，因此，生活在自然界的巨大电场内的生物会微妙地反映出电场的变动，尤其在大气电场呈正、呈负时，对生物生理影响更大。

大气中的电场，就是大气中电荷形成的场，电流就是由于有电位差（与电压是同样的意思），自由电荷就从高电位处向低电位处流动。在大气的电场中划出有电压而没有电流流动的一种特殊电，我们称之为静电。

大气中的静电场是容易变化的，这种变化随着电压的高低或电位高低而表现出来。当静电场的变化超过正常范围时，则对人体产生不良影响，如出现感冒、气喘、偏头痛、关节痛、神经痛等症状。

静电可分为正、负两性，当温度高、天气条件恶劣时，人们便会产生焦虑、烦闷等不舒服的感觉，这是因为大气中的正静电压增高之故。当天气晴朗时，人们会感到神清气爽，这与大气中负静电压的加强有关。

大气中的静电和空气中的离子有密切关系，当大气中的正静电压较强时，则空气中的正离子就比负离子要多，当大气中的负静电压较强时，负离子的数目就比较多，什么是离子呢？就是"带电状态的原子或原子团"，也就是带电的小微粒，这些小微粒很小，直径只有$1/10\,000\,000\mu m$，这些微粒在显微镜下也无法观察到，但对人体的影响却是很大的。

正离子过多时对人体健康不利，负离子则正相反，是我们人体健康不可缺少的要素。

地球生态环境的严重破坏是造成环境中正离子过多的第一因素。汽车工业的高速发展，使整个地球笼罩在污染的空气中，空气中PM2.5含量过多的雾霾天气日益增多，由地球散发的宇宙的热被凝集，地球的大气层受到破坏，可吸收对人体有害的紫外线的臭氧层形成一个大空洞，结果造成人类皮肤癌和白内障患者日益增多，江、湖、海、河严重污染，森林、草地面积锐减，土地流失，耕地减少；大量电器使用，如微波炉、手机、电视、电话的大量普及造成严重的电磁污染，长期生活在钢筋、水泥筑成的大厦中，与自然界完全隔离；城市道路大量增加，每日吃的食品中加入防腐剂，食用家畜被喂养抗生素物质，使人类赖以生存的自然电场受到严重破坏。电场失去平衡，空气中存在大量正离子，而负离子严重匮乏，给人体健康造成极为严重的危害。

法国医学家雅尔特曼博士对人进行观察时发现，长期在被钢筋水泥屏蔽的大厦中工作，身体健康会受到严重影响。

法国医学家休尔兹认为大气电场和电压的变化会对人体产生极大的影响，当大气中静电场的变化超出正常范围时，人体就会出现气喘、头痛、神经痛以及心脑血管病，风湿病患者数量也急速地增加。

这是由于大气电场变化，使人体产生的电平衡受到破坏，引起部分电的异常蓄积，过剩的电会使体内的氧输送或血液循环紊乱，使肌肉中的代谢产物增加，因而出现各种症状。

除了以上说的大自然的电场失衡会对人造成危害，以下几个因素也会造成人体电量失衡。

第二个因素就是人类不健康的生活方式。随着汽车的日益普及，人们放弃了走路，养成以车代步的出行习惯，再加上饮食过度、烟酒无度、疲劳过度、心理压力过大、缺乏运动、生活节律失调，造成电场的紊乱，人体失去大量电子而出现亚健康状态，进一步发展则产生疾病。

第三个因素是随着人的年龄增长，人体代谢功能减退，体内储电量逐渐减少。如儿童储电量为 6V，中年人则为 3V，老年人则为 2V，体弱多病则导致储电量更低。生物电如果消失了，人的生命也就不存在了。

第四个因素是疾病本身可使机体含电量减少，含电量减少又会使机体产生疾病，所以形成一个恶循环。

人们很早就发现靠近海边、瀑布、森林地区的居民中健康长寿的比较多，因此有大批的"候鸟人"定期到这些空气清新的乡村、森林和海边生活，使不健康的身体逐渐得以恢复，使人能充分享受大自然的恩赐，这是最有效的健康疗法。但是，这不是人人都能做到的，既需要有充足时间，又需要有经济基础才能享受这大自然的恩赐。有没有不离开家庭即享受这种大自然的恩赐的方法呢？按现代工业水平，人类已完全有能力生产出比大自然更稳定的电场，高电位治疗机就实现了这一点，它可以营造稳定的模拟生态电场。

### （三）人的生命离不开电

人类是大自然的一部分，深受自然界电的影响，人类和其他生物均已适应了这个环境，如果现代化生活使人脱离了负电荷，在人体内积累了过多的正电荷，就会威胁生命。实际上，人体内存有大量的电流，动物中如电鳗鱼，会产生强烈的电流，而人类体内也存在生物电。人类的健康和寿命均取决于人体带电量的多少，健康人体内的电荷构成应为 80% 的负电荷和 20% 的正电荷，才能达到阴阳平衡。

据国内外研究表明，细胞是生命的基本结构单位和功能单位，无论是单细胞或复合细胞，还是神经细胞、血液细胞、上皮细胞、内皮细胞等都是一样的，人体约有 60M 个细胞，它们都存在着静电电位。在静息的活细胞中，细胞内为负电位

（一），细胞外为正电位（+），人类细胞静息电位为—90mV。人体是由成千上万个这样带电的细胞组成的天然生物电池，每个细胞相当于一个电容器，存在正电位和负电位（内负外正），称为细胞膜电位。这个"电"为生命的源泉、生命力的象征，即人们常说的生物电。这个生物电为我们在医学诊断方面提供了重要的信息，如心电图、脑电图、肌电图、视网膜电流图等均是依据生物电进行诊断的重要工具，人体每天有数十个到数百个库仑的电流通过。所以，德国贝尔教授认为"生命的活动基本是电子传递，如果电子传递停止了，人的生命也就终止了"。日本伊藤贤治提出生命本质理论就是"电子生命论"。

　　身体健康的人，即电量充足的人，即使劳累一天，经过休息和睡眠，依靠自身的神经和体液调节就容易恢复能量。而体弱多病者神经、体液调节功能减退，稍有疲劳则不易恢复，甚至患病。这种自然恢复力的衰退，实际上是体内电能量下降的表现。

　　所以人体需要保持正、负电位的平衡，细胞才能保持—90mV的静息电位。细胞的静息电位稳定，才能使食入的食物进行化学分解和合成，使代谢正常进行，维持细胞内外的钾、钠、氯、钙离子的平衡，使细胞膜保持最好的通透性，从而有利于营养物质的摄入和废物的排出。只有细胞电位平衡，才能控制人类体内温度的恒定，进行体温的调节，来适应外界温度的变化，才能保证心脏的正常舒缩，保障正常神经的传导，保证触、压、声、光、嗅、味各种感觉信息的传输通畅无阻，保证各血管、淋巴管正常运转等。人体细胞所带的电位，能保证细胞质中含有大量与糖、蛋白质、脂肪代谢有关的酶，在促使其裂解的过程中，释放出大量负电荷。

　　如何保持人体内有充足的电，保持身体的健康呢？

首先，我们必须消除因外界环境污染造成的生态环境的严重破坏；其次，我们要养成健康的生活习惯，如膳食平衡、适当运动、保持良好心态、戒烟限酒等。如果我们做到以上两点，对身体的益处是显而易见的。但因年龄和疾病的原因，我们应适当人为地补充一些负电离子，如可以像候鸟一样，定期到空气清新的乡村、森林、海边、瀑布等空气中负离子丰富的环境中去生活。但不是人人可以当"候鸟人"，能享受大自然恩赐的电磁场环境。在现代科学技术高度发达的社会中，人类已有能力完全以人工方式模拟创造一个比大自然更为稳定的电场。功能更多、效果更佳的治疗仪，对我们的身体能起到一个预防、保健和辅助治疗的效果。

## 三、场能疗法的发展史

早在 2500 年前，希腊的爱特斯即认识到可以利用电虹、电鳗鱼来治疗痛风。

1752 年，美国著名科学家本杰明·富兰克林发明了电位疗法。这位科学家同时还是物理学家、发明家、政治活动家，他参与起草了《美国独立宣言》和美国宪法。富兰克林在科学领域的重大贡献是统一了天电和地电，破除了人对雷电的恐惧。在 1749 年，他的夫人丽达，在观看莱顿瓶串联实验时，无意碰到莱顿瓶上的金属杆，被电火花击倒在地，卧病 1 周，从而引起了他对静电火花和雷电火花的研究兴趣。风筝实验（1752 年）是富兰克林在雷雨交加的天气环境中，通过放风筝，将雷电收集到莱顿瓶中的实验，这个实验证明了雷就是电，并且，富兰克林用此"电"治疗自己的痛风病。他指出：在地球和宇宙的空间内存在着一种没有电源的"高压电"在流动——自然界静电场。他利用改装德国制造的摩擦电机产生的静电治疗风湿病和神经痛取得很好的疗效，从此开展了对静电的研究。

1864 年，霍乐兹·托普拉发明了感应机以后，杰姆·百斯特又将其改造成原始的静电治疗仪。

1928 年，日本医学博士原敏之看到在德国医学杂志发表的关于长期生活在高压线下的人常见病发病率低、农作物生长旺盛并丰收的文章后，研制出应用于结核病临床治疗的交流高压静电治疗器，当时被称为"健康电离子电极"。这位医学博士是一个大孝子，其母亲因劳累，经常失眠、头痛和肩颈僵硬，因而日益消瘦。他从德国医学杂志中的《生物之生命与电气》一文获得灵感，研究用静电来治疗疾病，从而在 1928 年发明了第一台 1 000 000V 高压电的治疗仪，并将这台机器命名为 Healthion。就在试验这一天，来了 100 多位记者和专家到现场观看。就在开机的一瞬间，治疗仪突然发出一道闪电，受试者吓得不敢参与试验，这就等于要宣告试验失败了。这时有人说"我来试验"，原来这个人是原博士的母亲，她说："我很好！"当天晚上，奇迹出现了，他母亲长期以来的失眠消失了，第二天起来头脑也清楚了，从来没这么舒服过。一个月后肩膀酸痛也好了，两个月以后便秘问题也解决了。他的发明不仅使母亲病情得以缓解，也使其他广大患者从中受益。他曾经说过："以目前的医学水平，除了物理治疗，无法找到其他有效的治疗方法和药物可以改善这些慢性疾病的症状。"为此，日本《主妇之夜》杂志刊文《用爱培育出来的"爱迪生"——记录原敏之发明高电位疗法的故事》。

1946 年，日本处信医院东京工大提出，将负电加入人体，血液中的丙球蛋白会因负电界的电子而更加活化，可以提高人体的免疫力。

20 世纪 60 年代，日本电子医学之父——伊藤贤治运用高压负电法研发了适用于家庭医疗保健的电位治疗仪。

1963年日本高田氏发明了利用低电位给人体施加低压负电，形成低压静电场，通过静电作用于全身，调整人体功能。中频动能量属于温热健康法的范畴。

1972年日本的医学博士伊藤贤治利用荷兰物理学家惠更斯的理论，将高速振动频率的中周波作用于人体，波动扩散至人体周围产生稳定的交流高压负电性中频电场。这种稳定的电位能集中于一身，使人体性能（热能、电能、机械能、化学能等）保持平衡，呈现旺盛状态，全方位补充人体动态的运动能量。

我国在20世纪50年代曾引进苏联A系列静电治疗机开展静电治疗。1994年日本电位仪正式进入中国市场，场能疗法开始只能在医院使用，治疗病种多限于高血压、失眠、自主神经功能紊乱等少数疾病。此后家庭型的场能治疗仪也开始生产，场能治疗仪从医院殿堂走入千家万户。在我国台湾，电位疗法被称为现代健康之王。在日本、韩国，很多家庭中已经拥有场能治疗仪。国内的场能疗法虽然起步较晚，但生产出来的高电位治疗仪由于疗效显著，深受广大群众欢迎。目前上海、广州、南京、深圳、北京、武汉、郑州等城市有几十家厂家研发和生产出多种高电位治疗仪。国产高电位治疗仪在国内的市场占有率已达80%以上。

目前国内应用比较广泛的场能疗法仪，其输出电压多在3000～9000V，有个别厂家其产品输出电压甚至可达到10 000V以上。其电场强度更大、安全可靠、小巧玲珑、使用方便。一般交流电经处理后，能给予处于绝缘状态下的人体一定的交流电位，使人体周围产生交流高压电场。在交变电场的作用下，人体各个部位产生极其细微的振动，使各组织器官的不平衡得到充分调整，各细胞产生与电流周期相适应的配向运动。细胞内外的离子发生变化，钙离子浓度增加，锰离子、磷离子浓度减少，使肌肉、心肌细胞活性增加、收缩有力，骨骼疾病得以改善。血液由酸性变成弱碱性，血液黏稠度下降，血脂下降，血液循环改善，血流通畅。还可调节自主神经和内分泌功能紊乱，提高免疫力，使人体的自然治愈力得以提高，清除了多余的氧自由基，促进人体健康。

## 四、场能疗法的特点

场能疗法是一种自然疗法、物理疗法和绿色疗法，是临床治疗和辅助治疗方法。这种疗法与临床药物疗法和手术治疗的不同之处在于恢复患者的自然自愈力，能激活全身 60M 个细胞，给细胞以能量，使细胞复苏，恢复细胞的生命力，激活细胞的新陈代谢，改善各脏器功能，从而达到预防和治疗疾病的目的。

2000 多年前，古希腊医学之父希波克拉底说："人越是远离自然，便是越接近疾病。"所以越是接近大自然的疗法，对疾病治疗的效果越好。

希波克拉底还说："病人的医生就是病人的本能，医生是帮助本能的。"人体不仅只有求生的本能，而且更重要的是具有自然治愈的本能。人体具有的这种治愈本能，即人体的神经、内分泌和免疫系统，它们可以保证人体细胞的正常新陈代谢，调节生理平衡，修复组织损伤，保持身体健康。而场能疗法就有这种恢复人体自然治愈本能的功能，使人体恢复健康。

场能疗法就是根据静电场与生物体离子之间的关系，利用高压交变电场的场能，来调节人体血液的酸碱平衡，改善自主神经功能，清除体内多余的活性氧，调节人体的免疫功能，对人体起到保健、预防和治疗的作用。

这种疗法是由美国富兰克林发明并首先使用的，所以也称为富兰克林疗法，实际也是高压静电疗法。

在日本，人们把这种疗法加以改进、提高。除了静电，还有低频、中频和负电位等功能，故称为交流高压电界疗法，简称为 H 疗法。

在我国，则称为高电位疗法、还原电子疗法和本书所用的场能疗法。

这个疗法类似自然界电场，主要影响人体的生理功能，特别是神经系统和代谢系统的功能，以达到预防、保健和治疗的目的。

日本学者中喜雄等认为：人体内有能量和信息两个系统。能量系统包括肌肉、血液、呼吸、消化等，信息系统包括神经、内分泌系统等。信息系统控制并作用于能量系统，能起到同样的生物效应。

国内有人认为电位疗法也是一种信息治疗法，此种信息作用于人体的自我控制系统，调节机体的功能，达到治疗疾病的目的。

场能疗法是其他治疗方法所不能取代的，是综合治疗的一部分。配合药物、手术治疗等效果更为显著，由于它是物理治疗法，所以没有药物的不良反应，也没有毒素蓄积作用，又由于它是非破坏性治疗，所以更安全可靠。患者治疗时无明显感觉，舒适方便，所以深得广大患者的欢迎，在医院可以治疗，在家庭中也可以安全使用。

1. 整体性　高压交变电场的本质是一个能量物质的空间，人们在接受场能疗法时，就是将身体置于这个能量空间中。体内各种组织成分（水、电解质、胶体分子等）在高压交变电场作用下产生一系列生物、物理和化学变化，从而对神经系统、循环系统、呼吸系统、泌尿系统、消化和代谢系统等产生积极的治疗作用。可见场能疗法不只是针对某一个组织、器官或某一个系统具有治疗作用，它是针对整体产生全身性作用，全面调理、防治疾病。

2．**基础性**　细胞功能状态的好坏及内环境的恒定是机体各种生理功能正常进行的必备条件，也是健康的基础。场能疗法可改善细胞的新陈代谢，恢复细胞的正常功能。场能疗法使机体的内环境保持和恢复"恒定状态"，其作用具有基础性特征。

3．**自然性**　场能疗法是通过人工设备产生均衡的高压交变电场作用于人体。在进行场能治疗时，治疗仪周围产生的空气离子流、臭氧等，既改善了机体外环境，同时也调节了内环境，提高了自我抗病能力，提高了"自然治愈率"，达到了内、外环境的协调统一。与药物治疗相比，场能疗法避免了药物治疗的不良反应，也顺应了自然治疗的先进理念。

4．**便捷性**　现代电子技术的不断发展，使场能疗法设备日趋小型化，安全性更高。家庭使用场能疗法设备操作简便，易于掌握，更加适合社区医疗或家庭自我治疗，大大方便了患者。

5．**前瞻性**　当今许多疾病仍以药物治疗作为主流疗法，这给人类带来的损害也越来越明显，不容回避的不良反应、极其昂贵的治疗费用等许多现实问题日渐突出，"万病不离药"的状况受到越来越多的质疑。选择既有效、又安全经济的方法用于疾病的预防和治疗，将成为现代医疗的趋势。场能疗法从作用机制和设备特点方面，都顺应了这种趋势，随着临床实践的不断积累和电子工业的日新月异，其前景更被看好。

6．**普及性**　随着社会的进步、经济的发展、生活方式的改变，使人们的健康水平受到挑战。全球的一些实证研究表明，社会发展越不平衡，健康问题越突出。我国亚健康人群数量的激增，"富贵病"发病率不断提高即是佐证。场能疗法对亚健康的调节，对"富贵病"的预防为广大人群提供了在综合治疗方法中不可或缺的手段，又因其具有保健和治疗的双重功效，使其具备了广泛普及应用的前景。

## 五、场能疗法的规律

1. 场能治疗时的感觉

（1）全身治疗：治疗时患者处于场能电场内，无任何感觉，与其他物理疗法不同的是，不存在温热感、振动感、针刺感。因此，患者自觉没进行治疗，但是场能的静电感应作用、电介质极化、电泳和电渗等在各组织和器官中悄悄地进行着，使机体产生一系列生理、生化变化。改善了病理状态，使疾病得以治疗。

（2）局部治疗：场能电子笔作用于患者局部病变组织时产生微弱的刺激，患者感到较明显的火花放电作用。这种刺激作用，可以使局部血液循环改善，免疫功能得以加强，并刺激组织再生和修复，镇痛效果显著。一般情况下，用电子笔在弱挡位进行刺激，病人有感觉即可收到治疗效果。但对于知觉减退、瘫痪的病人，则需用强挡位进行刺激，特别是不断改变火花放电的形式效果更佳。

2. 治疗效果是循序渐进的　在进行场能全身治疗时，由于机体产生的应答反应是渐进的过程，有一个时间和能量的积累过程，即由病理状态逐渐转向生理状态的过程。所以治疗时要按疗程进行，一般1个疗程为15次，每次治疗30～40min，日积月累，疗效自然就显现出来了。局部治疗也是如此，但能协同增强全身治疗的效果，促进患病部位更快地修复。

3. 疗效存在个体差异　场能疗法和药物治疗一样存在个体差异，如疾病的轻重程度、机体状态、患者的心理状态、体质强弱、外环境的影响及对场能疗法的敏感性均存在着差异，所以其疗效也存在不同的个体差异。另外，该治疗方法并非百病均可治疗，也有适应证和禁忌证。故应当选择最佳的适应证进行治疗，效果会更好。

4. 疗效与治疗时间、年龄、疾病种类有关　日本的谷越大佑认为场能疗法最佳的治疗时间是在睡前，其治疗效果比其他时间高数倍。因为自主神经的交感神经在白天起作用，而副交感神经则在晚上起作用。另外他认为机体功能的改善与年龄、治疗时间有关系，一般会按以下规律呈现不同的疗效。20岁以下，治疗时间为2个月内；21－30岁，3个月内；31－40岁，4个月内；41－50岁，5个月内；51－60岁，6个月内；61－70岁，7个月内；71－80岁，8个月内。

场能疗法使用时间和产生的疗效与疾病本身有关，如对脑梗死、心肌缺血、冠心病的治疗，最少1个月以上才开始起作用。而对因自主神经功能紊乱所产生的疾病，治疗1~2周就可以起到明显的治疗效果。值得注意的是，大多数接受场能治疗的患者，随着治疗时间的延续，症状和体征不断改善，一般治疗5次左右开始起效。

5. 暝眩反应的产生　在患者开始进行场能治疗时，有部分患者可能出现一些不适或症状反复，甚至加重，这些都是由个体差异造成的。如个人体质、患病时间长短、疾病轻重程度、心理承受能力的不同均可以出现一些反应，如治疗后出现困倦无力、全身酸痛、心率加快、皮肤发痒、腹泻、头痛、头晕等症状。

在进行场能治疗时，高血压患者血压暂时升高，糖尿病患者血糖值也暂时升高。这是由于在场能治疗时随着体质的改善，新陈代谢加强，毒素排出至血液中的数量增多，故出现以上症状，称为"暝眩现象"或"好转反应"。这种反应一般会持续 4～7d，身体各种感觉即会好转，一般不超过 1 个月。此时患者应当坚持治疗，但要降低电压，缩短治疗时间，待缓解后逐渐增加强度和时间。治疗后应多休息、多喝水和多吃蔬菜水果，适当到室外活动。只有这样，这些不良症状才会逐渐消失，症状好转，疾病也逐渐得以痊愈。如果治疗后患者血压仍较高，或心率较快，或全身症状越来越重，经逐渐减量、缩短时间效果仍不好，则应当暂停治疗。另外，值得注意的是，这种治疗应循序渐进。因为大多数接受场能治疗的患者所患疾病都是慢性病，不要认为一朝一夕就会治好。坚持就是胜利，不要中途停止治疗，否则前功尽弃。

场能疗法的安全问题是大家所关心的。实际上，它是一种顺应自然的绿色疗法。其电压虽很高，但电流非常小，人体组织内部的感应电流只有 0.1～0.2mA 的微电流，可以忽略不计。场能疗法是把整个人体置于绝缘状况下附加高压，没有电流回流。所以在治疗时患者无任何不适，非常安全，其产生的电磁波仅相当于一台电熨斗所产生的量，故对人绝不会产生危害。

# 第二节　场能疗法的物理特性与作用机制

## 一、场能疗法的物理特性

### （一）静电感应和极化现象

导体不带电呈中性，但在外电场作用下，其表面的不同部位就会出现正、负电荷的现象，我们称之为静电感应。在高压静电场的作用下，电压可达 50～60kV，在人体组织内可产生 0.1～0.2mA 的微弱电流，使带电流通路中的细胞具有充沛的活力。

什么叫"极化"呢？从物质结构看，一个中性分子所带的正、负电荷数量是相等的，在没有外电场作用时，由于分子的正、负电荷中心重合在一起，分子就没有电偶极矩（这分子称为无极分子）。这类电解质在外电场的作用下，分子的正、负电荷发生相对移动（电偶极子）并且顺序排列，这种现象，我们称之为电极化（极化）。这种极化程度和外电场的强度呈正比关系（图1-1）。

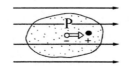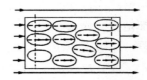

**图1-1　无极分子电介质极化**

另一类电介质，在没有外电场的情况下，也存在正、负电荷中心不重合，也就相当于一个电偶极子，这类电介质称为有极分子电介质。它们在没有外电场作用时，由于分子热运动的结果，电矩方向是混乱的。因此，整个电介质呈中性。但在外电场作用下，它的分子电矩有沿着外电场转动倾向，按外电场方向较整齐地排列，这种排列的整齐程度也和外电场强弱有关，呈正比关系。这种极化过程，在液态介质中比在固态介质中更为显著。因此，在液体中分子比较易于转动（图1-2）。

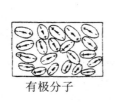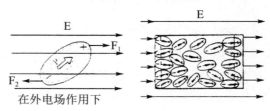

有极分子　　　　　在外电场作用下

**图1-2　有极分子电介质极化**

一般来说，电介质在极化过程中，两种极化可以同时存在。

电介质的极化程度与外加场强成正比，但也取决于物质本身的介电常数（表1-1）。介电常数越大的电介质，极化程度越高。

表1-1　已知一些电介质的介电常数数值

| 介质 | 常数值 | 介质 | 常数值 |
|------|--------|------|--------|
| 空气 | 1.0006 | 脂肪 | 5~6 |
| 水 | 81.7 | 骨 | 6~10 |
| 玻璃 | 4~8 | 皮肤 | 40~50 |
| 石蜡 | 2 | 血液 | 50~60 |
| 云母 | 6 | 肌肉 | 80~85 |
| | | 脑 | 90~100 |

人体内既有导体，又有电介质。所以，在高压静电场作用下，既可以发生静电感应现象，又可以发生极化现象，这将引起体内电荷的重新分配。各种带电的物质向两极方向运动，将引起体内一系列生理、生化的改变。

### （二）电致伸缩（逆压电效应）和电热现象

在高压静电场的作用下，一个分子的正极和另一个分子的负极衔接，并沿着外电场方向整齐排列，由于正、负极相吸引，使整个电介质在方向上发生伸缩，直到内部弹性力与电引力达到平衡为止。这种电介质在电场中的弹性变形现象，我们称之为电致伸缩或逆压电效应。在这个过程中产生的温度，我们称之为电热现象。某些晶体的电介质，如石英、糖、盐等晶体在电场作用下，均可引起形状和温度的变化。

### （三）无声放电和火花放电

在空气中，由于在高压静电场的作用下，可产生大量的空气离子，电极不同的空气离子被吸附和中和，极性相同的空气离子被斥向对侧，由于空气离子的加速运动，从而形成离子流。这强大的离子流，就形成"一股风"，这种现象称为"电风现象"。当空气离子的浓度达到一定程度时，可发生空气导电现象，以求得两极间的电位平衡，我们称之为无声放电或气体放电。如两极电压增加到数千伏以上时，两极间的自由电子和离子迅速增加，以极高的速度向另一极冲，这时两极间可听见"噼啪"声和火花放电现象。在静电电极上电压越高，空气湿度越大，灰尘越多，则电极板（电容器）的电容量越大，所发生的火花放电时间越长。因此，静电电极板的放电，也就是电容器的放电，形成高频振荡电流。普通一次火花放电时间为1/50 000s，如果上述两极间距离适当延长，则产生无声放电。在静电机工作时，火花放电的阳极，其尖端可见到一个小光点的出现，如为阴极，则可见到紫色的光束出现。在无声放电时，阴极附近可以听到"呜呜"的声音。

### （四）空气离子和臭氧

在高压静电场内，空气分子被分离，在阳极处可以聚集较多的空气负离子，在阴极处聚集较多的正离子。在应用上，这些正离子被装置中的高压电场负极部分所吸附中和，而阳极处形成的负离子则被风扇吹出，以供使用。

在高压静电场内，特别是火花放电时，空气中的氧可以从常态的氧（$O_2$）氧化为臭氧（$O_3$）和二氧化氮（$NO_2$）。据测定，用电子管或静电机进行治疗时，患者呼吸部位的空气中臭氧含量为 0.0014～0.001 48mg/L。

高压静电疗法（场能疗法）主要是根据以上的物理特性静电感应和极化、电致伸缩和热电现象，无声放电和火花放电，空气离子和臭氧对人体的作用，产生一系列的生理、生化反应，而起到治疗效果。而应用低压静电（输出电压＜500V）治疗时，主要是静电场对机体产生的作用。

## 二、场能疗法的作用机制

高压静电电场对机体作用主要是静电感应和电介质的极化、电泳、电渗和静电场的激励（或触发作用）。其主要作用如下。

### （一）静电感应作用

人体在静电场的作用下，带电粒子受电场力的作用而运动，原有电荷分布状态立即改变，电荷重新分配。细胞和组织液内离子向相应的极性方向运动，在组织间产生 0.1～0.2mA 的微电流。在静电感应作用下，产生的微电流对细胞产生轻微的按摩作用，增强了细胞的活力，增加了细胞的渗透性，增强了细胞内外的离子交换，如 $K^+$、$Na^+$、$Cl^-$ 和 $Ca^{2+}$ 等。所以电位疗法不是只对某部位有效，而是能够改善全身细胞功能，治疗各种疾病。

### （二）电介质极化作用

在高电压静电场的作用下，人体的电介质（包括人体内脂肪、肌腱、韧带、骨骼等不能导电组织）将产生电子位移极化和分子取向性极化，体内电荷被重新分配，各种带电粒子向相应的极性方向移动，电介质表面出现极化电荷。

### （三）电泳和电渗作用

在高压静电场作用下，人体胶体分散体系则出现电泳和电渗。胶体分散体系由胶体粒子（分散质）和分散体粒子的液体

（分散剂）组成。在电场作用下，胶体粒子向极性相反的一极移动，称为电泳。分散剂向另一极移动，称为电渗。蛋白质溶于水中形成胶体溶液，蛋白质是分散质，水则是分散剂，蛋白质属于两性的电解质，当蛋白质在碱性溶液中（pH＞7）时，蛋白质的羧基解离出氢离子而带负电荷。当蛋白质在酸性溶液中（pH≤7）时，蛋白质的氨基结合氧离子而带正电荷。

由于人体的体液pH偏碱性，所以人体蛋白质多带负电荷。蛋白质在电场作用下，向阳极移动，而水则向阴极移动。不规则的生活、饮食不当和过度紧张的人血液则呈现弱酸性，血液的酸性化，使人体各组织出现不良症状，如疲劳、紧张、睡眠不足、神经衰弱、心脑血管病和癌症。而高电位疗法则可以进行电位调整，使血液的酸性化受到抑制，使之恢复为弱碱性，从而促进新陈代谢，使功能失调或病变的组织器官康复，达到保健、治疗和预防疾病的目的。

在一定电场强度的条件下，人体可发生少量电子释放，并加强对自由基的氧化。

总之，在电位场的作用下，体内各种组织成分，如水、电解质、胶体分子等。因电荷的改变，在各种组织、细胞间泳动，产生一系列生理变化的改变，促使组织、器官的生理功能和病理状态发生一定改变，从而获得治疗效果。

### （四）空气离子流的治疗作用

当电压升到一定程度时，产生强大的离子流和无声放电，形成风吹一样的感觉，这种电风对皮肤感受器起到细微的安抚刺激作用，通过神经反射弧，大脑皮质和自主神经对相应器官起到调节作用，促进疾病的康复。局部经受电风作用时，可以对伤口和溃疡愈合有良好作用。治疗时，只需用火花放电，将电极和人体局部适当延长距离，则产生无声放电，从而出现电风现象，这种强大的空气离子流将有利于将药物导入人体内。Finogenor 在人臂处涂上普鲁卡因溶液后，在阳极的空气离子流中作用 20～30min，则该处的疼痛程度降低，说明药物已导入体内。

### （五）火花放电的治疗作用

当静电压力增加到数千伏以上时，两极间自由电子和离子迅速增加，以极高的速度向另一极冲去。这时两极间可以产生火花放电现象，这种火花放电现象可以使局部皮肤感觉神经兴奋性降低，具有镇痛、止痒的作用。在火花放电治疗时，可以产生麻刺感，兴奋了感觉神经的粗纤维，冲动向中枢传导时，可干扰和阻断痛、痒等。可以消除病理兴奋灶的异常冲动，降低运动神经和肌肉的兴奋性，缓解骨骼肌肉痉挛。还可以通过神经节段性反射，影响有关内脏器官的功能，缓解小动脉痉挛和平滑肌痉挛等。

火花放电刺激皮肤，还可以通过轴突反射，使末梢小动脉和毛细血管先发生短暂收缩，继而发生持续性扩张、充血，使血液循环加强，从而改善组织营养，促进组织再生。

火花放电刺激皮肤时，可引起少量蛋白质变性，产生组胺进入血液内，刺激组胺酶的产生。这种酶可以分解过敏状态时血液内过量的组胺而起到脱敏作用。

火花放电刺激更重要的一点，是利用高电位电子笔进行穴位刺激，利用经络学说和有关穴位进行治疗，加强了高电位治疗的治疗效果（关于穴位治疗，参考有关章节）。

### （六）空气负离子的治疗作用

自然界中的负离子，因它具有抗氧化作用的还原力，在生命体中称为"还原离子"。

在我们的空气中和身体内到处都是正离子，身体中的正离子是氢离子，如果正离子太多，对人体是有害的。它可以引起细胞衰弱，细胞的新陈代谢减弱，因而使人体氧化加快，酸性增加，使血液由碱性变酸性。血液黏稠度增加，血脂增高，也可以使自主神经调节功能紊乱，引起血压增高、失眠、便秘及人体免疫功能降低，而引发各种疾病。

场能产生的这种负离子，可以激活细胞，使细胞的新陈代谢旺盛，这种负离子中和了体内的正离子，从而使血液的酸碱平衡，恢复成弱碱性，并能抑制氧化作用，帮助清除体内的垃圾——自由基和乳酸等物质。

在进行场能疗法时，场内可以产生大量的空气负离子，小的空气负离子〔直径 $10^{-7}$ cm，运动速度 $1\sim2$ cm$^2$/（V•s）〕才具有生物学活性。

1. **作用途径** 具有生物活性的负离子可以通过以下途径起作用。

（1）直接作用：空气负离子可以通过对皮肤、口鼻腔黏膜的局部作用，加速呼吸道纤毛细胞的纤毛运动。

（2）反射作用：通过神经感受器，将冲动传到中枢神经系统，再通过传出纤维，引起机体局部和全身的生理反应。

（3）进入血液起作用：空气负离子可以通过肺泡的上皮层进入血液，许多学者研究认为，空气负离子吸入人体之后，可以调节体内 5-羟色胺（5-HT）含量。从豚鼠的运动实验中可以观察到空气负离子可以使 5-HT 氧化成 5-羟吲哚乙酸随尿液排出体外，它可以消除污染大气的正离子引起的鼻干、烧灼感、发痒及头晕、头痛、咽喉干、吞咽困难及呼吸困难等症状。

2. **主要功能** 空气中负离子有以下几种功能。

（1）调节大脑的兴奋和抑制过程，使之趋于正常，起到镇静作用，增强短暂性及长期性记忆力，这与脑内 5-HT 水平降低有关。

（2）调节自主神经的功能。

（3）促进内分泌系统的功能。

（4）降低高血压，在病理性低血压时，可以使之上升。其降血压作用机制和利血平作用机制相似。

（5）改善心肺功能，使心脏的冠状动脉和周围毛细血管扩张。

（6）双向调节免疫功能，免疫功能低下的可以提高免疫力，对过敏性疾病的患者也有显著的脱敏作用。

（7）促进体内合成维生素。

（8）激活体内各种酶。

（9）抑菌、杀菌和净化空气的作用。实验证明，空气中负离子除对结核杆菌无效外，金黄色葡萄球菌、痢疾杆菌、铜绿假单胞菌、大肠埃希菌、伤寒属沙门菌、霍乱杆菌等在高浓度的负离子空气中均受到抑制或被杀灭。

**3. 负离子作用的机制** 疾病是因为人体酸性和氧化性过强而发生的，酸性强说明正离子（氢离子）过多，而弱碱性则是氢原子多，酸性强就会使氧化作用过强，使细胞衰弱、老化，进而产生疾病，如果使酸性氢离子加上电子，使它变成氢原子，就可以使酸性的身体变成弱碱性。

为什么体内的正离子过多呢？这是因为体内过多的氧自由基（活性氧，$O_3$）在体内抢走了氢原子的电子，氢原子失去电子后就变成氢离子（正离子），正离子加强酸性、氧化，使细胞衰弱，造成疾病。

进行场能疗法时人体释放出大量负离子（电子），使氢离子又被中和，变成氢原子，因而使身体保持弱碱性，细胞被还原了，细胞活性增加，新陈代谢也增加了，身体就健康了。

人体内不断地产生活性氧，它从细胞中夺走氢原子中的电子，伤害细胞，如果体内没有足够的还原离子（负离子）去及时清除活性氧，则应当以外来的手段（如场能）及时补充电子，中和活性氧，使活性氧变成无害的水，从而恢复细胞的功能。

### （七）臭氧的治疗作用

在静电场内，空气的氧可以氧化为臭氧（$O_3$）和二氧化氮（$NO_2$）。臭氧是负离子状态，是空气负离子的主要组成部分，根据世界卫生组织要求，大气中臭氧的含量标准为 $0.107\sim0.21mg/m^2$，治疗时患者呼吸部位的空气中臭氧含量为 $0.014\sim0.001\ 48mg/L$。

人吸入一定数量的负离子含量丰富的空气，会感到空气新鲜，身心舒畅，精力充沛，当负离子浓度在 10 000 个 /$cm^2$ 以上时，人体各种新陈代谢活动就显得非常活跃，能够延年益寿。当浓度在 300 000 个 /$cm^2$ 以上时，对各种疾病有所改善。臭氧是一种非常活泼的氧，它能积极参与体内的氧化作用，在体内氧化还原反应总是耦联进行。在进行静电治疗时，特别是在电压升到一定程度，产生无声放电时，电场内除产生空气离子外，还产生臭氧和二氧化氮，这时臭氧就通过呼吸道、肺泡上皮吸收后进入血液循环，然后运送到全身组织、器官。其主要作用如下。

1. 激活体内多种酶的活性，加速糖类、蛋白质、脂肪等新陈代谢，促进氧化还原作用。

2. 臭氧和血红蛋白结合，使含氧的血红蛋白含量增加，使红细胞增多，故可以治疗贫血。

3. 由于血氧含量增加，可改善冠状动脉血流量，使心肌缺血状态改善，使心功能、心率、心电图均有改善。

4．提高机体非特异性免疫功能，使血中的淋巴细胞有一定的抗电离辐射损伤作用，使巨噬细胞活性明显增高，补体系统功能增加。

5．使血脂、血糖和血压下降。

6．调节自主神经系统功能，使失衡的交感神经和副交感神经平衡。

7．局部应用时，用臭氧极易还原成氧原子，所以对伤口创面有杀菌和促进愈合的作用。

值得注意的是，臭氧是一把双刃剑，臭氧是人体不可缺少的，如在体内有杀菌等作用，但如果臭氧过量，则会成为自由基，对人体产生一定损害。但场能疗法产生的臭氧量不大，不足以引起对人体的损伤。

# 第三节　场能疗法对人体的作用

## 一、细胞激活作用

细胞是生命的基本单位，地球上所有的生命体都是由这个生命基本单位的集合体所构成。国内、外研究细胞已有上百年的历史，得出一个结论认为只要是生命细胞，不论是单细胞还是多细胞，不论是动物细胞还是植物细胞，不论是体表细胞还是内脏细胞，不论是神经细胞、心肌细胞、消化道的细胞、呼吸道细胞还是泌尿系统细胞……只要是活的细胞，都存在静息电位，在静息的活细胞中，细胞内的电位为负，细胞外电位为正，人体细胞静息电位应为 $-90\text{mV}$，人体是由 60M 个细胞的带电细胞组成的天然生物电池，每个细胞相当于一个电容器，细胞内外均蓄积 $-50\sim-30\text{mV}$ 的电，虽然是微量的电压，但

60M 个细胞也可以聚集成很大能量。细胞内外存在的负电和正电，医学上称之为细胞膜电位，即人体生物电。

人类从地球上诞生后，经过 40 亿年逐步适应环境进化成一个结构十分精密和功能复杂的精致生命系统。

人体的 60M 个细胞，不断地新陈代谢，构成整个生命体系。

细胞基本上是由细胞膜和细胞质构成的。细胞质中央有一个核，核中有染色体和核仁，细胞质中则有高尔基体、线粒体、核糖体、内质网等小器官。细胞中 75% 是水，20% 是蛋白质，5% 是脂质、糖类、核酸和无机盐等。

细胞膜是由两层构成的，它的功能除了保护细胞之外，还具有吸收养分、排出废物和二氧化碳的功能。

人体细胞有数百种之多，其功能各不相同，新生儿只有 3M 个细胞，长大成人后则增至 60M 个细胞。

细胞一旦受伤或功能衰退，是很难修复的，但场能疗法则可以使衰弱的细胞复苏，增强细胞的活力。这种功能是因为场能疗法时可产生大量活性负离子之故，这时细胞的通透性增加，钙、钠、氯、钾等离子通过细胞膜进行离子交换。现已知道血液中的钠离子浓度为细胞内液的 10 倍，而细胞内液中的钾离子浓度则是血液中的 40 倍。一般而言，浓度不同的两种溶液隔着细胞膜接触的水分会从浓度高处向浓度低处进行扩散，以保持均匀的浓度。但是，细胞膜则违反这个渗透压的理论，保持细胞内外形成较大的浓度差。英国剑桥大学的霍吉金和哈克斯雷两位生化学家（获诺贝尔奖）发现细胞膜上有"钠泵"，这个泵的作用就是将细胞内的钠不断地输送到血液中，而流到血液中的钾则不断地被吸入到细胞内，维持细胞内、外环境稳定的浓度差，借此平衡而产生生物电，这时有 3 个钠离子吸入到血液中的同时，也有 2 个钾离子吸入到细胞内。

这个钠泵的动力能源是什么？就是 ATP 提供的高能量物质。所以说 ATP 的合成是维持生命活动的原动力，而且这种 ATP 的合成只能是由人体自己制造，外界是无法补充的。

细胞膜是由脂类构成的双重膜，钠、钾离子是无法通过的，只有从由蛋白质构成的离子通道才能通过。如果离子通道阻塞，离子内外出入不良，则生物电就会下降，如果"钠泵"的能量不足，则离子也无法通过，这样使膜电位降低，生物电衰弱，就会抑制生命活动，于是就会出现疲劳、老化和疾病，如 ATP 合成停滞也就是人的生命活动停止了。

场能疗法可以使人体的负离子活化，激活细胞膜的 ATP 酶，进而可以合成更多的 ATP，因而使细胞的膜电位渗透性更强，使氧气和营养物质更易进入细胞内，二氧化碳和废旧物质很易排出。如果活性氧过剩就会杀死正常细胞，这时负离子增多，消灭多余的活性氧而使之无害化。所以能防止疾病的发生，消除疼痛，活化衰弱的细胞。

## 二、自主神经调节作用

在进行场能疗法时，人体承受较高的电位，在其周围形成电场，这个电场对人体哪个部位起主要作用，目前尚不完全清楚。但根据动物实验的结果和临床观察，确定其在"调节自主神经系统的平衡"和"使机体的免疫功能恢复正常"中起到了很大的作用，人体对外界的变化和刺激都能维持体内状态平衡、稳定，如人体温度恒定在 36～37℃，都与自主神经的调节和免疫功能正常有密切关系。而场能疗法，对自主神经和免疫功能的调节均起到良好的作用，因而可以恢复身体的平衡状态，使机体恢复健康。

场能疗法对哪个部位起作用？据一些学者研究认为场能疗

法与丘脑下部有关。丘脑下部是大脑和脑干之间的小器官，是控制自主神经的中枢。所以人们认为自主神经的功能改善，是由于场能作用于丘脑下部所起的作用。

人体的神经系统包括中枢神经系统、末梢神经系统和自主神经系统。中枢神经系统包括大脑和脊髓部分，分管情感、记忆、思考、语言、运动等。末梢神经系统是将中枢神经系统的指令，传达到全身，同时也将身体各部位的感觉信息（如疼痛、热等）回传到脊髓。如果想说话，则从中枢神经系统的语言中枢和运动中枢发出指令，由脊髓通过末梢神经传到口、舌而说话。

而自主神经系统则与中枢神经系统和末梢神经系统完全不同，它完全不受大脑的支配，而是自主地调节人体的功能。例如心脏跳动、胃肠蠕动、出汗等都是由自主神经系统所支配。

自主神经系统包括交感神经系统（又称为活动的神经）和副交感神经系统（又称为休息的神经），它们一方面抑制机体一些脏器活动，另一方面又兴奋一些脏器活动，它们互相制约，以达到机体平衡。如交感神经可以使心率加快，而副交感神经则可以使心率减慢；而在胃肠则正相反，副交感神经可以促使胃肠蠕动，而交感神经则抑制胃肠蠕动；对呼吸，交感神经兴奋时则呼吸急促，副交感神经兴奋时则呼吸平稳；对血压来说，交感神经占优势则血压升高，副交感神经占优势时则血压下降（表1-2）。

表1-2　交感神经和副交感神经作用

|  | 交感神经 | 副交感神经 |
|---|---|---|
| 心脏 | 心率加快 | 心率减慢 |
| 呼吸 | 剧烈，加快 | 稳定 |
| 睡眠 | 失眠焦虑 | 放松，熟睡 |
| 消化液 | 不易产生 | 容易产生 |
| 胃肠 | 活动迟缓 | 活动旺盛 |
| 血管 | 收缩 | 扩张 |
| 肝 | 消耗热量 | 储存热量 |
| 血压 | 上升 | 下降 |
| 肌肉 | 收缩 | 放松 |
| 血糖 | 上升 | 稳定 |
| 血脂 | 上升 | 稳定 |
| 唾液腺 | 酶减少 | 酶增多 |

人在感觉恐惧、危险时，肾上腺髓质就会分泌肾上腺素，肾上腺素可以刺激交感神经，使末梢血管收缩，血压增高，心率加快。这一反应是身体的自我保护反应，能使身体活动更为敏捷，得以逃脱。而泡温泉水时，身体得以放松，是副交感神经受到刺激之故。夜晚想入眠是因为交感神经功能减退之故。一般来说，白天交感神经兴奋占优势，夜晚则是副交感神经兴奋占优势，如果自主神经功能失调，则两种神经不平衡，就会出现胃肠功能紊乱、失眠、便秘、血压升高等症状。

交感神经兴奋占优势时，易患失眠、高血压、便秘等疾病，而在进行场能疗法时，可使交感神经兴奋受到抑制，使毛细血管扩张，血液循环改善，故对治疗高血压、失眠、便秘等疾病有效。

有人对健康犬和痴呆犬（副交感神经兴奋）进行了场能治疗，观察到两种犬在治疗以后均表现为末梢血流量增加，血液循环改善，血中血清素（神经传导物质）均有所增加，说明场能疗法可以调节自主神经系统功能，使之平衡。

据日本今西嘉男观察重度自主神经功能失调的患者接受场能治疗，结果其显效率可达 62.5％。场能疗法对胃松弛所致的胃下垂患者有效，经停疗后一年观察胃松弛症依然没有发作；另外，场能疗法治疗便秘和神经性腹泻后症状也得以改善，头痛、头晕症状减轻，对低血压患者的四肢冰冷、发热、颜面潮红或苍白、多汗及内脏神经症均有效果。

### 三、免疫功能双向调节作用

很多病人，如有高黏血症、高脂血症、糖尿病、高血压、肥胖、失眠等疾病的患者，会出现一系列不正常状态，而这些病人均伴有免疫功能下降。

什么是免疫力？人生活在大自然中，经常遭遇外来环境中的细菌、病毒等病原菌的侵袭，同时自身也有大量细胞不断发生突变。机体为了保持自身稳定，必须有清除病原体和突变细胞的能力，这种清除功能就是免疫力。

现代免疫学研究证明，机体内存在一组复杂的免疫器官、免疫细胞和免疫分子，它们组成机体的免疫系统，其生理功能主要是识别和区分"自己"和"非己"成分，以维持机体的稳定平衡。

免疫功能失调可导致免疫性疾病。

1．免疫功能减退者易受感染，易发生肿瘤。

2．免疫功能亢进者可表现为变态反应性疾病（如过敏性鼻炎、支气管哮喘等），侵入人体的异物（如细菌、药物、食物等），称为抗原，体内则产生过剩反应（抗原抗体反应），就会出现湿疹、发热、荨麻疹、花粉症、特应性皮炎等过敏性疾病。

3．自身免疫性疾病，即自身免疫耐受力遭受破坏，如系统性红斑狼疮、甲状腺功能亢进症、重症肌无力及2型糖尿病等。

4. 免疫系统先天发育不良可引起先天性免疫缺陷综合征，因病毒感染或其他因素也可以患获得性免疫缺陷综合征。

5. 免疫细胞也可以发生恶性变异，如浆细胞发生恶性变异可引起骨髓瘤。淋巴细胞发生恶性变异可引起各种淋巴细胞白血病及淋巴肉瘤等。

场能疗法可以提高机体免疫力，可以双向调节免疫功能，故对治疗免疫性疾病有一定效果。

上海第一人民医院陈文华报道用场能疗法治疗免疫调节紊乱的肠易激综合征40例，治疗后其显效率可达57.5%，总有效率可达92.5%，病人血清IgM含量显著下降，T淋巴细胞总数增加。辅助T淋巴细胞和T淋巴细胞总数的异常比值也得以纠正。

中国台湾李晓涵编著的《电位疗法》提到场能疗法时，指出场能疗法能使血液中的γ-球蛋白显著增加，因而使体内抗体增高，提高人体的抗病能力。

有人用兔子实验证明对用场能疗法时免疫和过敏有密切关系的抗体产生的影响，方法是给9只家兔静脉注射免疫白蛋白溶液并施以场能疗法，而对照组也同样进行静脉注射免疫白蛋白溶液，只是不进行场能疗法。治疗组从免疫注射一结束，其γ-球蛋白即增加，而对照组则从7d开始γ-球蛋白才增加，12d才达到最大值，以后又逐渐减少，说明场能疗法对少量的抗原会迅速生产出液体抗原。

## 四、血液净化作用

1. **恢复血液的弱碱性** 正常人体的pH值偏碱性。因此，人体蛋白质多带负电荷，蛋白质在电场作用下向阳极移动，而水向阴极移动。不规律生活、饮食和过度紧张的人血液呈现弱酸性。血液的酸性化使人体各组织出现不良症状，如疲劳、紧张、睡眠不足、神经衰弱、心脑血管疾病和癌症等。而场能疗法则可以使酸性血液转化成为弱碱性，主要是通过将负离子给予身体，能够增加钠离子和钙离子，减少钾离子，由于活化全身细胞，能够使血液中的钙离子增加，中和血液中积存的老旧废物（乳酸、磷酸、酪酸等酸性物质）使其无害化，血液就变成健康的弱碱性。当钠离子由细胞内向血液移动时，积存在细胞内多余的水分也会一并被吸出，对心脏性、肾性、过敏性水肿等具有一定的改善效果。

日本东邦大学高田蒔博士的研究证明，当人体呈负电位时，血液中的钙、钠离子化率上升，所以能加速血液的弱碱性进程，具有净化血液的作用。

日本崛口昇对 11 例被验者做了一个实验，用 15min 的还原离子治疗后，11 例患者血液全部发生偏碱性的变化，电子浓度平均增长 32％，氢离子浓度减少 75％。另外，还原离子不仅仅限于血液，而且会使红细胞的浓度也出现改变，经还原离子治疗 15min 后，则由治疗前的 230.6mV 降到 223.4mV，红细胞内电子浓度增加 25％。而对照组，治疗前的平均值为 231.6mV，治疗后为 230.3mV，几乎无明显变化。

维持血液的弱碱性是维持健康和克服疾病的关键，如果体内氢离子过多，血液呈酸性状态，则细胞内的新陈代谢就会受阻。所谓的新陈代谢就是通过血液，将营养物质、水和氧气、矿物质运送到细胞，使糖和脂肪转化成热量，然后把细胞内产生的二氧化碳和陈旧废物、乳酸等排出细胞外。这种新陈代谢只能在一定 pH 值范围内才能完成。

奥田拓道 2000 年在《负离子通过治疗酸性体质来改善糖

尿病》的报道中介绍了通过大鼠的 pH 观察对胰岛素的脂肪合成的影响。当 pH 值为 7.4 时，脂肪合成量是 1000μmol/ml，而 pH 值为 7.3 时则为 550μmol/ml，代谢功能减少 50％。

糖代谢相关的酶在血液和细胞外液的 pH 值为 7.4 左右显示最高，在 pH 值低于 7.4 的情况下活性显著下降。细胞内的标准 pH 值为 7.0，例如胞聚体中的磷酸乳酸激酶，pH 值在 7.0 以上时，达到 150nmol/ml 以上的高值。pH 值在 6.8 时，只有 10nmol/ml，降低到原来的 1/15。细胞内 pH 值如果不能维持在 7.0，代谢几乎停止了。除糖代谢以外，维持身体恒定性的激素，脑内肽类、细胞活素等信息传递物质也均会降低。另外，脂肪的分解作用，胰岛素作用，NK 细胞的活性也会受到阻碍。如果血液中的 pH 值和细胞外液的 pH 值稍有变化，维持生命活动所需的各种功能都会降低。

另外，提示健康指标更为重要的是静脉血红细胞内的 pH 值，即使血液和细胞外液的 pH 值在正常范围内，也有随时发病的可能。这种血细胞是经过氧和物质变换后的血细胞，故可以反映细胞内糖代谢和能量代谢情况。如丙酮酸、乳酸的浓度，糖是否转化为能量，废旧排泄物是否被排到细胞外。其正常 pH 值为 7.2～7.3，这时细胞的新陈代谢就正常，氧、水和营养物质，矿物质就能进入细胞，转换成能量，有害的废旧物质也可以通过静脉顺畅地排泄。除红细胞外，其他细胞也是如此，这就是生命活动的根本，保持身体健康。

值得注意的是这种负离子疗法不会使体内碱性过强，它只能使其稳定在适当的弱碱性范围内，也不会消失杀菌所必需的活性氧，而且是将多余的活性氧去掉。所以，这种负离子疗法只起到维持体内的 pH 值和氧化还原电位值的恒常性的作用。

2. 降低血黏度、血脂，防止动脉硬化　卡扎里斯教授说：

"人类随着血管的老化而老化。"

著名病理学家亚休夫指出："人类在 40 岁左右血管就开始出现老化。"

人类血管为什么会老化呢？除了年龄因素以外，人类血管的老化与生活方式有明显关系，即不正确的生活方式，如暴饮暴食、生活不规律、精神紧张、缺乏运动、吸烟喝酒等，均可引起人的血黏度、血脂增高，加快动脉硬化的速度，使血液中胆固醇沉积在动脉壁上而导致血管狭窄，引起一系列的心脑血管疾病。如脑梗死、冠心病、心肌梗死、脑出血、主动脉瘤和末梢动脉闭塞症、肾动脉硬化症和高血压等疾病。想要血液循环通畅，维持血管弹性，除了我们自身要有一个良好习惯以外，场能疗法不失为一个良好的辅助治疗方法。经场能治疗后，人体血黏度、血脂、胆固醇均有明显的下降。

另外，由于进行场能治疗时，其产生的负离子对副交感神经产生作用，使血管扩张。现已明确，动脉硬化和活性氧有密切关系，场能疗法可以消灭氧自由基，起到强大的抗氧化作用，所以能维护血管健康。另外场能疗法还可以改善血液状态，保持血液流动通畅，这是其他物理疗法所不能及的。

只有通过场能的负离子作用，提供足够的电子，将红细胞内 pH 值维持在 7.2～7.3 就能够使新陈代谢正常，改善免疫功能。

如果提高免疫力，使免疫功能正常发挥，就可以杀死病毒、细菌、变异细胞和代谢产物，还可以清除癌细胞，有了足够能量使各种免疫细胞能量增加。如淋巴细胞，自然杀伤细胞（NK 细胞），淋巴因子激活杀伤细胞（LAK）和巨噬细胞等 11 类细胞均可以帮助清除癌细胞。

除了免疫功能增强可以抑制癌细胞增长以外，人体还有一种基因，叫癌症抑制基因。目前大概有 15 种这种基因得以确认，其中最重要的是 P53 癌症抑制基因，有半数以上癌细胞均是由于这种基因受损造成的。这种 P53 基因所制造的 P53 蛋白质，负责监视细胞内 DNA 的损伤、是否修复受到损伤的 DNA、是否引发细胞凋亡，一旦癌细胞发出"细胞凋亡"的信号后，就可以阻止癌细胞无止境地增长繁殖，促进癌细胞的自我灭亡。而且，细胞凋亡产生的细胞残骸，会被巨噬细胞、颗粒细胞等细胞吞噬掉，对其他细胞则不会产生任何影响。P53 蛋白质另一重要作用是阻止细胞的异常分裂，阻止癌细胞增大，阻止对癌细胞的血液供应，"杀死癌细胞"。

那么是什么原因引起这种癌症抑制基因的损伤呢？就是过多的活性氧（氧自由基）造成的。而场能疗法仪产生的负离子（还原离子）有较好地消除活性氧的功能，可以把氢离子转换成氢原子，就可以高效地清除活性氧。

有专家做过一个氧化还原电位（ORP）实验：自来水中氢原子的量为 0.9ppb/0.01ml，经负离子处理后增加到 58.0ppb/0.01ml，增加了 64 倍。自来水的氧化还原电位值是 ＋618，负离子处理后变为 －673，负值越高，说明液体中存在的电子越多。

另外，当血液 pH 值酸性化至 7.2 以下，或是碱性化在 7.4 以上都会产生癌症。

酸性化是癌细胞在繁殖的过程中产生大量乳酸和大量毒素而造成的。

超碱性比则指癌细胞将体内的营养成分吸收殆尽之后，陆续死亡、腐烂之故，是癌症晚期的表现。

而负离子疗法是切断癌细胞快速增殖的重要因素，如抑制乳酸的产生，抑制活性氧，酸性体质的改善，氧化的还原等，从而恢复了细胞的正常功能。它还可以激活免疫细胞，使免疫细胞活化和数量增加，起到调节免疫系统平衡的作用。再者，场能疗法能提高副交感神经的兴奋性，从而增强淋巴细胞和NK 细胞的活性。改善酸性体质，不仅能改善代谢状况，也能提高免疫活性。

在很多物质中既有还原型也有氧化型，如巨噬细胞就有这两种类型。一是还原型巨噬细胞的数量是氧化型的几十倍以上，其中还原型巨噬细胞有免疫调节作用。二是氧化型巨噬细胞具有免疫抑制作用，它可以引发恶病质，诱导癌细胞的恶性进展。另外，场能中的负离子还对癌症患者放疗、化疗和手术后产生的不良反应（如白细胞减少、恶心、呕吐、食欲减退，口疮，腹泻，脱发，肝功能障碍等）都有不同程度的减轻作用，如有位患者因癌症恶化，什么也吃不下，但用负离子治疗开始即有食欲，能够吃东西，腹泻也明显改善。这可能是因为用负离子治疗后缓解了癌症化疗引起的局部炎症反应，负离子可以保持体液的弱碱性，中和体内酸性物质，缓和恶病质引起的衰弱状态，抑制了癌症的发展，最后通过患者的自然治愈力，克服癌症。

崛口昇报道了用还原离子治疗乳腺癌患者、肺癌患者和肾癌患者的个案报道，其肿瘤标志物逐渐减少到完全正常范围，肿瘤杀伤的细胞和 NK 细胞均明显上升，达到正常值。

## 五、清除自由基及体内垃圾

老化和疾病产生的原因，90%是因为体内产生过剩的活性氧造成的，所以说："活性氧是万病之源"。

在空气中 70%是氮气，21%是氧气，其中含有 2%的活性氧（氧原子），这种活性氧在体内可以帮助杀灭细菌和病毒等外来的有害物质，是能够保护我们身体的有益物质，所以说是不可缺少的物质。

但是地球环境的变化，造成大气污染、水污染、食品污染。由于病毒、细菌的感染，精神压力的增加和长期服用药物等不良因素的影响，使人体产生过剩的活性氧。这些活性氧不会乖乖地待在细胞内，而会跑到细胞外，它不只攻击有害物质，而且也会攻击正常细胞，这种活性氧的毒性就是其氧化力。例如铁锈就是铁和空气中的氧发生氧化反应，在铁的表面就生成氧化铁（即铁锈），如继续氧化，铁的内部也被腐蚀，就会变得破烂不堪。苹果切开后暴露在空气中，很快会在表面形成锈迹斑，这也是氧化的结果。活性氧对人体也是一样，生物体细胞组织被活性氧夺走电子，也会发生氧化，活性氧从生物体的脂质（不饱和脂肪酸）或蛋白质那里夺走电子，在体内的活性氧，其氧化能力是普通氧气的几千倍，可想而知，这种活性氧是多么可怕！如果细胞膜和基因受损就会引起癌症、脑卒中、心脏病、高血压、动脉硬化、慢性肝炎、支气管哮喘、特应性皮肤炎、风湿性关节炎、炎症和肩背酸痛等诸多毛病。

但是人体结构也是很巧妙的，当体内出现过剩的活性氧时，也可以被体内的一些抗氧化物质除去，如人体红细胞内的超氧化物歧化酶（SOD）、过氧化氢酶、谷胱甘肽过氧化物酶，均可以帮助清除活性氧。另外，胆固醇、维生素 E 和维生素 C、甘露醇和二甲基亚砜、胡萝卜素、维生素 A 等均可以对活性氧有防御作用。

但是以上抗氧化物质的生产随着年龄的增长而渐渐地衰退，随着外界环境污染、精神因素等，这些过剩的活性氧就会对人体造成损害。

怎么才能保护自身免于被过剩的活性氧危害呢？场能疗法就是一个较好的方法，场能疗法产生的负离子可以使不稳定的活性氧得到负离子而变成无害的水，就不会从细胞中夺走电子而损害细胞，还可以将氧化的细胞还原，这样这些衰弱的细胞，就能逐渐变成健康的细胞，使疾病得以康复。

在 1998 年第 118 届日本药学会发表的一篇有关活性氧和负离子的研究报道中，其内容是给小鼠以毒性极强的除草剂百草枯，使小鼠的肺部受损害，让其体内产生过剩的活性氧，再给予电位治疗，150V 的负电位治疗，1 周后检查发现电位治疗可以抑制小鼠肺部的损害，而且能明显地改善肺部出血倾向，说明给予生物负电位治疗可防止生物体内的活性氧所造成的损害。

现代医学研究证明：低密度脂蛋白（LDL）是引起动脉硬化的"元凶"，最新研究表明真正坏的不是 LDL，而是被活性氧氧化而变性的 LDL，也就是活性氧让 LDL 氧化，改变了 LDL 性质，成为变性 LDL，而动脉硬化、高血压、高血脂、糖尿病等慢性病会诱发脑梗死、脑卒中、冠心病、心肌梗死等危及人生命的疾病，这些都是活性氧造成的。用场能疗法可以消除体内过多的活性氧，使其无毒化。

## 第四节　场能疗法的功能

### 一、高电位功能

220V 交流电经高科技处理后，形成交流高压交变电场，频率 50Hz，属于低频，电压 3000V、6000V 和 9000V 不等。将人体置于该电场当中，通过正电位和负电位交替对人体产生作用。人体各部位产生细微的振动，各组织、细胞的不平衡得以充分调整。

场能疗法对人体的主要作用除上文中讲述的 5 个特点（活

化细胞、调节自主神经、提高免疫力、使血液恢复弱碱性、消除多余的活性氧）以外，还可以调节血管张力，使毛细血管和动脉血管得到有效扩张，使血液流动阻力减少，血流通畅，从而降低血压。对于慢性类风湿关节炎患者，由于大气正离子过高而引起全身手足关节酸痛，通过场能疗法产生的负离子可以起到镇痛作用。场能疗法治疗时，负离子可将血中酸性代谢产物中和并排出体外，因而可以起到消炎作用。此外，还可以塑身美容，由于高压负离子输入，加上高频振动，可以使全身皮下组织温度提高 2℃。据研究，每升高皮下温度 1℃，身体细胞的新陈代谢可以提高 13%；增高 2℃，就增加 26%。新陈代谢增高，可以将多余的脂肪分解。细胞活化以后，肌肤拥有光泽，富有弹性，皱纹减少，由于自由基减少，老年斑也可以消除。内分泌代谢功能紊乱时，用高电位治疗，负离子增多，使内分泌细胞活化，激素分泌恢复正常。

## 二、负电位功能

交流输出，把正电位去掉，剩下一半的负电位为直流输出。

负电位是高压电单极输出，形成负电位场，作用于人体可以让人体正电荷不规则运动进行重新排列，补充人体静态的休息能量（负离子），频率为 50～60Hz。1963 年由日本的高田氏发明，对人体产生静电感应的极化作用，全方位补充人体静态休息能量负高压静电场，打破体内原有的电荷分布状态，并重新分布。因而产生一系列生物物理、化学变化，促进组织器官的生理功能，病理状态发生一定的改变。在负电位状态下具有更强的还原作用，提供足够电子，清除体内自由基。它对机体的作用如下。

1．净化血液，防止动脉硬化，使血液呈弱碱性，减少胆固醇沉积在血管壁上。

2．促进新陈代谢，增强免疫力。

3．促进酶的活性，减轻肝的负担。

4．调节自主神经功能，对头痛、神经痛、气喘、耳鸣、头昏脑胀等均有疗效，主要兴奋副交感神经，还可以促进睡眠，降低血压。

5．促进胃肠蠕动和肠内有毒物质排出，可保持胃肠道通畅，改善便秘。

6．消炎镇痛，促进伤口痊愈。

7．补充空气中的负离子，使空气清新。

故以晚上治疗为宜。

### 三、高周波功能

即中频频率每秒为 10 000～100 000Hz，其电压较低，为 500～700V。

这种频率能加快细胞代谢，具有温热效应，故可以起到镇痛、消炎和改善局部血循环作用，还可以软化瘢痕，松解粘连，减肥效果也很好。

1972 年日本伊藤贤治将荷兰物理学家惠更斯的理论用于人体保健，频率为 72kHz（72 000 次 /s），微细按摩。

净血排毒，提高细胞生命力，加强细胞功能，提高免疫力，消除疲乏、无力，补充人体动态的运动能量，使用 30min，犹如在室外运动 3h。使人体生物能保持平衡，在体内产生温热效应，使气血通畅，促进血循环，改善微循环等。

### 四、局部治疗功能

采用高电位进行局部治疗，其主要是空气离子流和火花放电。它在数千伏以上的电压时，治疗笔上和人体之间的自由电子和离子迅速增加，以极高速度向人体部位冲去。这时在电极和皮肤之间可见火花放电现象和"噼啪"声，火花放电时间仅有 1/50 000s，间歇 1/1000s 后又重新放电。在这种高压的电火花刺激下，可以使局部感觉神经的兴奋性下降，具有镇痛止痒作用。这是由于电火花放电治疗时的麻刺感兴奋感觉神经的粗纤维，冲动向中枢传导时可干扰和阻断痛、痒等。可以消除病理兴奋灶的异常冲动，降低运动神经和肌肉的兴奋性，缓解骨骼肌的痉挛。还可以通过神经节段法反射，影响有关内脏器官的功能，缓解小动脉痉挛和平滑肌痉挛等。

刺激初期时，治疗部位血管收缩，皮肤苍白、皮温稍降低，随后血管扩张、皮肤充血、发红、皮温稍高，因而可以改善病变区的营养和代谢，促进溃疡和伤口愈合。

电火花治疗时，还可以产生臭氧，可以嗅到特殊的气味。少量的臭氧，可以使空气新鲜、身心舒畅、精力充沛，而且可以改善血循环，提高机体的非特异性免疫，激活酶系统，增加血中红细胞数量，故可以治疗贫血，还可以对空气消毒、杀菌等。

电火花刺激皮肤时，可引起少量蛋白质变性，产生组胺进入血液内，刺激组胺酶的产生，这种酶可以分解过敏状态时血液内过量的组胺，起到脱敏的作用。

高电位的治疗笔也可以用于穴位治疗，利用中医学的经络和穴位配合全身高电位治疗，可以提高疗效。后面的章节有专门的叙述。

如果用治疗笔治疗时距皮肤稍远（近则产生火花），则这时有无声放电，有风一样的感觉，这便是在高压下产生强大的离子流。这种离子流（风）对皮肤感受器起到细胞的安抚刺激作用，可以通过神经反射弧、大脑皮质和自主神经系统对相应器官起到调节作用，促进疾病的康复。这种强大的空气离子流，还可以促进药物导入体内，如治疗皮肤病或关节痛时，可外涂药物，再用治疗笔进行离子流吹风，促进药物吸收，提高治疗效果。利用局部的放电，促进血液循环，起到活血化瘀、镇痛的作用，电子笔的电压应控制在 3000V，电压不能太高，治疗笔在治疗时要采取移动法、局部点穴治疗。

## 五、远红外线治疗功能

太阳光中含有红、橙、黄、绿、青、蓝、紫七色可见光，还含有红外线和紫外线。其中红外线占 59%。3～5μm 波长的光称为远红外线。这种红外线的特点：①易吸收转化成物体的内能；②有较强的渗透力和辐射力，能穿透机体组织 5～7cm，故可作用于机体组织的深层；③有显著的温控效应和共振效应。

远红外线被人体吸收后，使体内水分子发生共振，水分子活化，增强分子间的结合力，也可使生物细胞产生共振效应。红外线穿透组织到达深层，使毛细血管扩张、血液循环加快、新陈代谢旺盛、组织再生能力增强，提高人体免疫力。

# 第2章 场能疗法逆转亚健康

CHAPTER 2

## 一、亚健康概述

现代社会生活节奏在加快，工作压力大，加班已成家常便饭，加上饮食无度，运动日益减少，疾病这双黑手正悄悄地走来。其实在疾病发生之前，身体已发出警告信号，这就是亚健康状态，是疾病的前奏。

据世界卫生组织全球性调查结果，全世界真正健康的人仅占 5%，患病的人占 20%，剩下 75% 的人均处于"亚健康"状态。在我国的调查也大致相似，15% 的人是健康的，15% 的是有病的，70% 的人呈"亚健康"状态。在美国每年有 600 万人被认为处于亚健康状态。据研究亚健康状态的中年人，经过一段时间，大约 2/3 的人将死于心脑血管疾病，1/10 的人将死于肿瘤，1/8 将死于吸烟引起的肺疾病和糖尿病等代谢病，只有 1/10 的人安享天年。

### （一）什么是"亚健康"

亚健康又称之为慢性疲劳综合征、第 3 状态、亚临床期、病前状态、灰色状态、半健康状态、临床前态、潜病态、诱病态、游移态等。

简单地说，它是介于健康与疾病之间的一种生理功能减退的状态，没有临床疾病的诊断指标，各种检查均在正常范围，但人却感到疲乏无力，精神欠佳，免疫力减退，易感冒，自然衰老加速等。这些都表示健康已亮起了黄灯。

### （二）亚健康的起因

1. 过度疲劳　包括体力、脑力和心理的疲劳，还包括病理性疲劳，如肝炎、糖尿病、肺结核。强大的体力劳动会产生过量的乳酸、丙酮酸、二氧化碳（以上均称为疲劳素）等酸性物质，因而引起全身肌肉酸痛，进一步刺激中枢神经系统而产生疲乏无力、烦躁不安等症状。

脑力活动持续时间过长，也会引起脑细胞缺氧和营养物质供应不足，再加上疲劳素的影响而会感到头晕脑涨、记忆力下降、思维迟钝，因而引起脑力疲劳。

心理疲劳则是从心理上就对劳动与学习失去兴趣，觉得很累，不愿去做，还未工作学习就觉得四肢无力、心烦意乱、头晕等。病理性疲劳则是由于疾病造成的，休息后也不会恢复，只有通过治疗，疾病治愈后疲劳会消失。

2. 失眠　长期睡眠障碍会引起机体免疫力低下，会抑制激素的分泌，导致衰老和器官功能的减退，长期失眠会引起疲乏、呵欠、心慌、面色灰暗、头晕、耳鸣、饮食无味等表现，日久天长会产生抑郁症、神经官能症，甚至心脏病。

3. 饮食不节制　暴饮暴食、偏食等不良习惯会造成一系列的不良反应，如肥胖症、高黏血症、高脂血症、高血糖、高血压等。摄入脂肪过多引起肥胖，其糖尿病的发病率是正常人的4倍，心脑血管病也是4倍，脑卒中的危险超过10倍；40%肥胖者由于脂肪代谢异常，脂肪合成增加，分解变慢，表现为高脂血症。

4. 运动量不适宜　运动过度会导致不良后果，但目前普遍存在的是运动量不足的问题，不活动或少活动会导致心血管、代谢、呼吸、运动系统出现一系统症状，如心血管疾病、高血压、肌肉酸痛、关节僵直等，特别是中老年人缺少活动的比例日益加多，肢体如不活动，肌力每天下降 1.3%～5.5%；关节若不活动，则致密结缔组织会取代疏松结缔组织，韧带强度减弱，关节弯曲灵活度降低；而且由于血流减慢引起静脉血栓、痔等，胃肠蠕动减弱而引起消化不良、便秘等。

5. 心理不平衡　随着生活节奏的加快和日益激烈的竞争而心理的压力也越来越大，导致心理问题更加尖锐突出，我国已进入高心理负荷时代，具有"灰色心理""应激性疾病"的患者越来越多，升学、就业、恋爱婚姻等均可形成心理障碍。患者出现闷闷不乐、情绪低落、睡眠不好、想哭、心悸、疲乏无力、易激动、对任何事情都不感兴趣等。有人统计 200 例高血压患者，74.5% 的有不良的心理因素。

6. 环境影响　随着城市现代化，高楼林立，现代化工具手机、电脑、电视、空调、微波炉的大量长期使用，大量电磁波干扰，人体的生理功能也会受损害，如肺的换气功能、血液输氧的功能损害等均是形成亚健康的原因。

7. 其他　烟酒无度。

### （三）亚健康的高发人群

芸芸众生组成的社会，由于工作、学习环境、人际关系、社会地位不同等诸多因素的影响，造成某些人群易产生亚健康状态。

1. 青少年　繁重的作业压力，家长的苛求，使孩子们每天身心不堪劳累，各种各样的课外学习班占满了孩子的娱乐时间，使孩子感到心身疲惫、孤僻、烦恼，甚至失眠等，失去孩子的天真。

2. **大学生** 据调查文科学生中在人际关系、抑郁、焦虑等方面问题较多。理科学生在强迫、固执、敏感方面问题较多。当代大学生的心理障碍发病率已接近 30%。

3. **知识分子** 知识分子劳动时间常超过 8 小时，精力、脑力消耗多，物质报酬不高，他们在社会竞争中高强度的工作和家庭生计之间的矛盾，没有时间进行自我保健，知识分子中猝死、英年早逝者高居全国之首。据报道中科院所属 7 个研究所和北京大学教授在 5 年中有 134 人逝世，平均年龄只有 53.3 岁，比全国人均寿命低 20 岁。其死亡原因大多是劳逸失度，生活不规律，使体质下降，慢性病多发，长期处于"亚健康"没引起足够重视。据调查有 90% 以上医护人员心身疲倦，尤其是心理疲劳为甚，这些都是由于职业环境所造成的高度紧张和高度责任感。而且在 21 世纪医师们面临对科技革命的挑战，如知识重组，要掌握信息、电脑技术，加速知识更新，如基因诊断和治疗，工程技术知识等。

4. **白领阶层** 如三资企业职工、房地产、旅游业等。他们生活条件较好，收入较高，但工作紧张度也高，承受压力也大。调查结果表明，70% 以上的被调查者认为在外企工作固然挣得相对优厚的薪酬，但每天工作忙碌而紧张，下班后疲惫不堪，工作压力大，据统计，77.3% 的外企员工每周工作时间超过 40 小时，19.6% 的人甚至每周工作时间在 48 小时以上。而"白领人士"经常出入应酬场所，食不厌精，脍不厌细，大量吸烟，云遮雾罩，斛筹交错，酒量有时更是难以控制，这样长期以往，摄入热量过多，导致机体失调，形成"亚健康"状态。

其他还有一些小老板、经理、离婚单身、打工者、下岗失业者、更年期人员，离退休者等也均会出现心理障碍，出现亚健康状态。

### （四）亚健康的双向转化

健康是人体功能处于正常状态。亚健康和疾病则是人体功能处于不正常状态。

但人体多种功能在一定条件下可以互相转化，即健康状态可以转化成亚健康状态。

除了一些不可抗拒，目前暂不能解决的因素（如遗传因素、环境因素等），其他如社会因素、心理因素、不良的生活方式等均可自我调节、自我控制、自我预防和自我治疗，从而获得健康的身体。特别在早期发现和早期保健，早期预防，防病于未然之中，这是上上策，在已出现"亚健康"状态，积极防治，也可以向健康状态转化、康复。加强保健，提高生活质量也能重新找回健康，不过这已是下策了。因为已造成的器质性或功能性损害，有的可以恢复，有的可以延缓，有的则不能完全恢复成和健康人一样。

### （五）亚健康状态的危害

亚健康状态的人，大多数有"三少一多"和"六高一低"的表现。

"三少一多"是指活力减少，反应能力减弱，适应力减低和疲劳感增强。

"六高一低"是指高负荷（体力和心理）、高体重、高血压、高血脂、高血黏稠度以及免疫力功能低下。除了"六高一低"以外，头痛、便秘、隐性贫血、体质虚弱、耳鸣、肝炎的临床前期、脑卒中的先兆等……这些都属于躯体性亚健康。

1. 头痛（如紧张性头痛和偏头痛） 这是由于慢性精神紧

张、焦虑、职业性体位不良造成的，是长期紧张的积累所致。其诱因多为睡眠不足、精神疲劳、情绪激动、生活不规律等。长期、反复头痛易致身体虚弱、免疫力下降、心理障碍等。而且应注意头痛往往是严重疾病的先兆，如果对症治疗无效时，应到医院做进一步检查。

2. 便秘 即排便困难，如排便时间超过 48 小时，粪质坚硬，排便感到不适，就是便秘，中国人大约有 12% 患有不同程度便秘。

粪便在肠内滞留过久，腐败发酵，则产生有毒气体及有毒物质，如氨、甲烷、粪臭素、硫化氢、吲哚胺类、亚硝胺等以及肠内有害菌产生的内毒素被机体吸收进入血液，造成全身中毒，这些因素可引起头晕、心悸、乏力、烦躁不安、失眠、注意力下降、记忆力下降、口臭、口苦、食欲减退、皮肤瘙痒、色素沉着、毛发发干等，大便困难还会引起肛门裂、痔，另外 10% 重度便秘者可以患有结肠癌、高血压、心肌梗死，冠心病患者屏气排便，增加腹压会导致脑出血、心肌梗死等严重疾病。

3. 贫血前期 此时血常规化验见血红蛋白和红细胞数均低于正常值，但又未达到贫血诊断标准，且临床尚无症状，这种"贫血前期"在青少年中多见，若不及时调理则会影响发育，且任何年龄段的人群贫血都可以造成全身组织缺少营养物质和氧，因而导致出现一系列症状，如头晕、记忆力下降、全身无力、胃肠功能紊乱、心动过速等一系列症状。

4. 肝炎前期 又称"亚临床期"，也是亚健康的表现，具体表现浑身无力、食欲减退、不愿吃油腻的菜肴，小便颜色加深，大便颜色变浅，不明原因的关节痛。如继续发展，则可以出现典型的肝炎症状，如出现黄疸和肝大、脾大等。另外，耳鸣、口干、体质虚弱、过敏体质、神经衰弱等一系列的症状也都是亚健康的表现，应用场能疗法均会产生一定调理效果甚至逆转亚健康状态。

## 二、场能疗法调理亚健康

### （一）亚高血压

血压增高是引起冠心病、脑卒中和

肾衰竭的重要危险因素，国际上称之为"无形杀手"。

按照 1999 年 WHO/ISH（世界卫生组织 / 国际高血压学会）的高血压诊断标准：成年人收缩压 ≥ 140mmHg 和（或）舒张压 ≥ 90mmHg（1mmHg=0.133kPa）即诊断为高血压。

1. **亚高血压的血压**　成年人收缩压在 130～139 mmHg，舒张压在 85～89 mmHg 为亚高血压。

2. **亚临床高血压（或临界高血压，正常高血压）的特点**　这种高血压在无危险因素存在的条件下，无需服用降压药物治疗，因比正常血压要高，其发生高血压的危险性是正常血压者的 3.5 倍，所以亚高血压有重要临床意义。特别是血压增高使心、脑、肾的损害也随之增多。另外血压是个情绪"器官"。情绪波动（发怒、忧愁、焦虑、恐惧等）均可使血压居高不下，故情绪稳定非常重要。我国是高血压的高发地区，患者高达 1 亿多人，而其治愈率只有 15%，高血压的有效控制率则更是低到 3%，因此以亚高血压即加以控制显得很重要。

有资料表明：健康的生活方式可使高血压发病率下降 55%，脑卒中下降 75%，脑肿瘤下降 30%，糖尿病下降 50%，并使生活质量大大提高，人均寿命延长，而且医疗费用下降到原有的 1/10。北京、上海等经过 3 年干预，高血压发病率下降 19.3%，其中临界高血压发病率下降 26.5%。

3. **血压升高与时间的关系**　高血压发病与时间密切相关，

亚高血压比正常人发生危险可能增加数倍。

清晨 6－9 时，睡眠时血压，体温较低，血流缓慢，血液浓缩变稠，易形成血栓而引起脑卒中，所以睡前 1 杯水，晨起 1 杯水可以预防脑血栓。

餐后 1 小时，也可以使血压下降，最高达到 2.7～4.0kPa，导致血流减慢而诱发血栓形成，造成心绞痛、心肌梗死等，所以进餐时宜吃七八成饱，绝不能暴饮暴食。

4. **血压升高与其他因素的关系**　如用力排便，增加腹压，使血压骤然上升；用冷热水洗澡，强烈刺激血管收缩与舒张；极度兴奋（愤怒和大喜）也均会使血压骤然上升而乐极生悲；看紧张节目；气温骤变；饮酒过量；用药不当（使血压升高的药）等均可以使血压明显升高而诱发心脑血管疾病。

5. **亚高血压的场能疗法治疗**　由于亚高血压状态时除了注意上述情况以外，不需服药，但可以进行家庭用的场能疗法，因为在电位场作用下可以调节自主神经系统，这是由于场能疗法治疗时产生的空气负离子作用和利血平相似，它可以降低脑中 5- 羟色胺之故。特别是交感神经紧张型的高血压，场能疗法的效果更佳。

第一军医大学珠江医院检测 40 例高血压患者用场能疗法治疗前后血压，发现经治疗后患者收缩压和舒张压均明显降低，经统计学处理 $P < 0.001$，有非常显著性差异（表 2-1）。治疗方法：患者坐在高压电场内，每次 30～40 分钟，每天 1 次，10 次 1 个疗程，一般连续治疗 2～3 个疗程。

表 2-1　高血压患者场能疗法治疗比较表

| 血　压 | 治疗前 | 治疗后 | *P* 值 |
|---|---|---|---|
| 收缩压 | 22.72±2.88 | 14.71±1.49 | ＜0.001 |
| 舒张压（kPa） | 14.04±1.84 | 11.17±1.17 | ＜0.001 |

**（二）糖耐量异常**

1. **为什么正常人的血糖是稳定的**　人体内糖类有很多种，血糖是指血液中的葡萄糖。糖是人体的主要能源。血糖过低，人的生命活动就会受到影响，特别是脑细胞活动功能，血糖过高加重胰岛 B 细胞负担，以致胰岛素分泌减低，日久天长就发展成为糖尿病。一但罹患糖尿病，就可能成为终身疾病，如不积极控制高血糖，就会产生严重的后果。

正常人血糖处于动态平衡的状态，维持在一个相对稳定的水平，空腹血糖一般在 3.3～6.1mmol/L，餐后 2 小时血糖在 3.3～7.8mmol/L。

而高血糖的人空腹血糖在 6.1～7.0mmol/L，餐后 2 小时血糖在 7.8～11.1mmol/L，而且糖耐量试验在服糖后 2 小时血糖达 7.8～11.1mmol/L。

血糖增高者，如果这时加以注意，大多数人可以不发展为糖尿病，所以说高血糖阶段是避免糖尿病的最后关口，是我们预防糖尿病的重中之重。

2. **血糖是如何调节的**　正常人血糖是处于动态平衡状态，其血糖之所以能稳定，主要是来去相等，收支平衡。血糖来源：食物消化吸收；肝内储存的糖原分解；脂肪和蛋白质的转化。

血糖去路：氧化转换为能量；转化为糖原储存于肝、肾和肌肉中；转变为脂肪等其他营养物质加以储存。

人体调节血糖的重要器官主要是肝，神经系统和内分泌系统，它们共同合作，调节着血糖的稳定。

3．产生高血糖的因素

（1）诱发高血糖的危险因素：如糖尿病遗传因素和糖耐量降低者。

（2）暴饮暴食：生活不规则，过于疲劳，大吃大喝，摄取热量过多。

（3）体力活动过少：由于摄入热量大于消耗的热量，使多余的能量变成脂肪而储存起来，造成各器官功能衰退，胰岛细胞的功能衰竭，故易发生糖尿病。

（4）过度肥胖：是糖尿病的基础，有学者把糖尿病称为"糖胖病"，胖人由于脂肪细胞变的肥大，使胰岛细胞受体密度变小，对胰岛素的敏感性降低，血糖容易升高。为了保持血糖的平稳，患者的胰岛超量工作，多释放胰岛素，久而久之，胰岛功能衰退，血液中胰岛素水平降低，血糖开始升高。

20 世纪 80 年代，瑞文提出一个"七综合征"，即代谢综合征，这综合征包括有"八高"：高体重、高血糖、高血压、高血脂、高血黏度、高尿酸、高脂肪肝发病率和高胰岛素血症。如果八高中有二项以上，即使现在血糖不高，也易患糖尿病。

（5）社会和环境因素：精神紧张，情绪波动，心理压力过大和突发的创伤和意外，均可能成为血糖增高的诱因。

4．高血糖对人体的危害　胰岛素的缺乏导致高血糖有以下危害。

（1）水、电解质代谢紊乱：高血糖导致血浆渗透压升高，血糖浓度超过肾重吸收糖的阀值时，即通过肾排出，随尿糖排出必然带出大水分，同时也排出大量电解质钾、钠、引起水、电解质紊乱。

高血糖引起细胞外液渗透压增高，细胞内水分被吸收到细胞外，引起细胞脱水，尤其是脑细胞内脱水，更是危险。

（2）多种慢性并发症：因葡萄糖是合成糖蛋白的底物，长时间高血糖可使毛细血管基底膜糖蛋白合成增加，基底膜增厚，内皮细胞增高，管壁粗糙，管壁变窄，血流缓慢，因而导致各种并发症的发生。所以在高血糖这种亚健康状态时，必须要调整心态，少饮酒，不吸烟，持之以恒进行体育锻炼，避免大吃大喝，肥甘厚味，避免肥胖，避免过度紧张劳累，力求做到开朗、豁达、乐观，这样可以使糖尿病的发病率下降。

5. **高血糖的场能疗法治疗**　场能疗法治疗可以降低患者的血糖和改善患者的微循环，所以对高血糖亚健康的人具有很好的保健作用。

在场能疗法治疗时，人处于电场之中，由于离子和带电复合物的改变，血液 pH 的碱性倾向，中和了由于组织细胞缺氧性代谢障碍所呈现的血液 pH 的酸性倾向；离子的位移和血清蛋白质组合的改变，尚可降低血黏度，抑制血小板和红细胞聚集，增加红细胞的变形能力，改善机体组织缺血、缺氧状态。北京军区总区院张俊杰证实场能疗法治疗糖尿病可以改善微循环，促进糖尿病患者血糖的降低，故使高血糖、缺氧状态缓解、胰岛素的外周阻力降低，促进胰岛素降低血糖的生物效应这些因素也强化了血糖的降低。

## （三）耳鸣

耳鸣就是自觉耳中有鸣响声的表现，它就是指在无任何外界相应的声源或者电刺激时耳内或头部所产生的声音的主管感觉，即主观性耳鸣，另外也有客观性的耳鸣，即有相应的声源如血管源性或肌源性的杂音，耳鸣患者患病率为 17.8%。其中 49.1% 的患者偶尔有耳鸣，对于听力下降的患者 70% 伴有耳鸣。耳鸣患者占耳鼻咽喉的治疗的 10%～20%，其中有 2% 耳鸣患者严重影响生活、睡眠、精力集中、工作能力和社交活动。随着人们心脑血管疾病的增多，人口老龄化和工业环境噪声的增加，耳鸣的发病率将逐年增加，严重影响人们的生命质量，因此耳鸣已成为临床迫切需要解决的难题。而场能疗法治疗则为此开辟了一条新的治疗途径。

河北医学院附属第三医院薄丽亚报道通过场能疗法经络穴位治疗 18 例（20 只耳的耳鸣）近期疗效明显（表 2-2）。

患者全身治疗一般用 9000V/30 分钟，根据病情加用场能电子笔做穴位治疗（每穴 30 秒）开始用 3000V，以后根据病人耐受能力提高电压。常用的穴位有耳门、听会、翳风、侠溪、中渚。肝胆火盛者配太冲；脾肾不足者配足三里、太溪、肾俞、关元；外感风邪加外关、合谷。每日治疗 1 次，每次 30 分钟，10 天为 1 个疗程。

表 2-2　治疗效果与病程关系

| 有效时间（%） | 耳数 | 治愈 | 显效 | 有效 | 无效 |
|---|---|---|---|---|---|
| 1 周内 | 10 | 4 | 5 | 1 | 0 |
| 1 周至 1 个月 | 5 | 1 | 2 | 1 | 1 |
| 1～6 个月 | 3 | 0 | 1 | 1 | 1 |
| 6～12 个月 | 2 | 0 | 0 | 1 | 1 |
| 合计 | 20 | 5 | 8 | 4 | 3 |

作者认为在高压电界之中，围绕在人体皮肤周围的空气由于电离作用而离子化，离子作用加强了耳蜗毛细胞的新陈代

谢，促进了细胞膜的物质交换及毛细胞的复活，保持了内环境的稳定。另外，还在高电位治疗下，调节机体的交感、副交感神经功能，使耳鸣减轻甚至消失。

### （四）疲劳

疲劳又称疲乏，它不是一个特异症状，而是一个主观上有疲乏无力的不适应感觉，在生理上由于乳酸和其他代谢产物的堆积，肌肉张力下降，运动耐久性降低。由于二氧化碳的堆积刺激呼吸中枢，导致打哈欠。因为运动过度或刺激过强，细胞组成或器官的功能或反应能力减弱，如听力疲劳、视力疲劳、肌肉疲劳等。

国家体育总局运动医学研究所方子龙等研究场能疗法治疗对提高运动员能力、促进疲劳恢复、调节功能状态的疗效。他们对于 12 名男性田径运动员（18－20 岁）进行场能疗法治疗每日训练结束后治疗 30 分钟，电压为 30 000V，连续治疗 4 周，而另外 12 位运动员则不进行治疗。

受试者处于夏训期，而两组受试者均进行正常训练，治疗前后进行生理生化指标的测试。结果如下。

①实验组递增负荷运动后第 15 分钟的心率较运动后 15 分钟的平均心率明显降低；②实验组约 30 秒平均无氧功率明显提高；③实验组血乳酸曲线左移，而对照组右移；④实验组的平均握力明显增加；⑤实验组的血清促黄体生成素水平明显升高，对照组的睾酮／皮质醇比质明显下降；⑥实验组的血清尿素氮水平明显降低；⑦两组受试者的无氧阈功率，身体成分、血液系统、免疫球蛋白的水平、肌酸激酶活力、乳酸脱氢酶活力，血脂水平和抗氧化能力均无明显变化。

以上结果证明：场能疗法治疗有明显抗疲劳效果。主要表现：①促进有氧运动后心率的恢复；②提高无氧运动能力；③加快无氧运动后血乳酸的恢复；④增加握力；⑤提高垂体 - 性腺轴功能和防止运动性睾酮 / 皮质醇的比值降低；⑥降低血清尿素氮水平，减轻训练造成的肌肉微结构的损伤程度和促进休息后的恢复。

# 第3章 场能疗法的临床应用

CHAPTER 3

## 第一节 场能疗法调治常见病

### 一、冠心病

1. **什么是冠心病（冠状动脉粥样硬化性心脏病）** 冠心病是冠状动脉，粥样硬化使血管腔阻塞，导致心肌缺血、缺氧而引起的心脏病，我们称为"冠状动脉粥样硬化性心脏病"，简称"冠心病"。

2. **冠心病的药物治疗**

（1）硝酸甘油酯：0.3～0.6mg，发作时含于舌下，为目前最常用的方法，此药药效持续时间短暂，只作为临时扩张冠状动脉之用，以缓解疼痛。

平日可以口服5-单硝酸异山梨酯缓释胶囊，属于长效硝酸盐制剂（每次40mg，每日1次），硝酸盐制剂除使冠状动脉扩张，增加冠状循环的血流外，还能减少静脉回流心脏的血量，减少心脏负荷和心肌对氧的消耗。

（2）肾上腺能及β受体阻断药：可阻断拟交感类对心率性和心肌收缩性受体的刺激作用，减缓心率，减少心肌收缩力和耗氧量，从而缓解心绞痛的发作，与硝酸盐合用，可增强抗心绞痛作用。

常用的药如美托洛尔（倍他乐克），可用于治疗高血压、心绞痛、心肌梗死、心律失常、心脏神经官能症和心力衰竭。

3. 场能疗法治疗冠心病 由于场能疗法治疗能使微血管扩张，血流加速，也有活血化瘀，改善微循环作用，另外改善血清中脂蛋白结构，降低血液黏稠度，对改善冠状动脉的供血，增加心肌的血氧供应，改善心肌损害及其心肌的复极功能；场能疗法还可以调节神经系统特别是自主神经系统功能，对血管弹性和减低外周阻力起一定作用。

中山医科大学附属三院报道用场能疗法治疗冠心病心绞痛 36 例：主要表现胸痛、心悸、气短、心绞痛，心电图示心肌缺血。（ST 段下移 0.5～0.15mV，T 波倒置或低平）。冠心病高血压 34 例，除冠心病表现外，血压收缩压 19～24kPa，平均 22.72kPa；舒张压 12～14.5kPa，平均 13.25kPa。冠心病心律失常 9 例，除冠心病表现外，心电图示：频发房性期前收缩，房速或房颤，频发室性期前收缩（二、三联律）。冠心病兼有颈椎病 15 例，患者除冠心病表现外，尚有眩晕、头痛、恶心、呕吐，经 X 线诊断为颈椎病，脑血流图显示椎 - 基底动脉供血不足。

从表 3-1 观察 94 例中显效 48 例，好转 40 例，其有效率达 93.6%。其中以冠心病伴高血压和颈椎病显效率最高，心绞痛和心律失常次之，疗效差或无效者是因为未能坚持 1 个疗程。

表 3-1　临床治疗效果［例数（%）］

| 疾病 | 例数 | 显效 | 好转 | 无效 |
|------|------|------|------|------|
| 冠心病心绞痛 | 36 | 13（36.1%） | 19（52.8%） | 4（11.1%） |
| 冠心病高血压 | 34 | 20（58.8%） | 12（35.3%） | 2（5.9%） |
| 冠心病颈椎病 | 15 | 13（86.7%） | 2（13.3%） | 0 |
| 冠心病心律失常 | 9 | 2（22%） | 7（77%） | 0 |
| 合计 | 94 | 48（51%） | 40（42.6%） | 6（6.4%） |

笔者观察用场能疗法治疗 119 例不同病种的患者，平均治疗次数为 23.5 次，显效、好转、无效的平均治疗次数分别是 28.5 次、13.9 次、4.5 次，由此可见疗效与治疗次数成正比。

中山医科大学附属医院也报道用场能疗法治疗冠心病心绞痛 18 例和高血压心绞痛 6 例，均取得良好疗效（表 3-2）。

表 3-2　临床治疗效果［例数（%）］

| 病种 | 例数 | 显效 | 好转 | 无效 |
|------|------|------|------|------|
| 冠心病心绞痛 | 18 | 8（44.44%） | 10（55.6%） | 0 |
| 高血压心绞痛 | 6 | 4（66.7%） | 2（33.3%） | 0 |

广东省第二中医院对场能疗法治疗 18 例冠心病患者治疗前后的心功能参数进行比较（表 3-3）。

冠心病患者大多数具有不同程度的心功能降低，尤其是心脏的心缩功能减退更为明显。下表可以看出治疗后明显降低心脏的前后负荷，尤其是总外周阻力，具有统计学上的显著差异（$P < 0.01$）（表 3-4）。同时也能增强心脏收缩功能，增高动脉灌注压，改善血管功能，调整心室运动的协调性和主动脉的顺应性，从而使排血量增加，致心脏供血得以改善。

表3-3　心功能参数的变化（$\bar{x}$+S，$n$=18）

| 项目 | 正常值 | 治疗前 | 治疗后 | P 值 |
|------|--------|--------|--------|------|
| 每分钟输出量（CO） | 4 ～ 7L/min | 6.82±1.8 | 7.96±1.8 | ＜ 0.05 |
| 每搏量（SV） | 60 ～ 120ml | 80.3±13.5 | 118.5±12.6 | ＜ 0.01 |
| 心脏指数（CI） | 2.5 ～ 4L/（min·m$^2$） | 2.66±1.84 | 4.18±2.31 | ＜ 0.01 |
| 左心室做功指数（LVWI） | 2.9 ～ 6.4 kg/（min·m$^2$） | 3.20±2.50 | 5.88±1.96 | ＜ 0.05 |
| 舒张期振幅时间指数（DATI） | ＞ 0.6 | 0.43±0.10 | 0.65±0.82 | ＜ 0.05 |
| 机械舒张时间 | 450 ～ 633（ms） | 561.2±11.3 | 5.96±13.8 | ＜ 0.05 |
| 冠状动脉灌注压（CPP） | ＞ 7kPa | 6.53±0.24 | 8.28±1.26 | ＜ 0.05 |
| 主动脉顺应性（AC） | ＞ 1.6（ml/mg） | 4.20±5.60 | 8.10±2.50 | ＜ 0.01 |

表3-4　心室负荷的变化（$\bar{x}$±S，$n$=18）

| 项目 | | 治疗前 | 治疗后 | P 值 |
|------|------|--------|--------|------|
| 前负荷 | 肺毛细血管嵌压（PCDP） | （2.53±1.36） | （1.20±0.12） | ＜ 0.05 |
| | 左心室舒张终末压 | （1.68±0.22） | （2.48±1.04） | ＜ 0.05 |
| 后负荷 | 总外周阻力（TPR） | （1860.2±11.30）dyn/m$^2$ | （1692.5±12.50）dyn/m$^2$ | ＜ 0.01 |

注：1 dyn=0.01mN

第一军医大学珠江医院用场能疗法治疗 44 例冠心病患者，其中显效 20 例，好转 8 例，无效 6 例。治疗的效果与治疗时间（次数）成正比。

## 二、心律失常

心律失常是指心脏电活动的频率、节律、起源部位、传导速度或激动次序的异常，按其发生原理分为冲动形成异常和冲动传导异常。

以往认为禁忌使用场能疗法进行治疗，可能是高压电场对心脏正常功能影响的作用机制不清楚造成的。

解放军总医院肖红雨等采用场能疗法进行治疗24例，这些患者治疗前停服或未服用过抗心律失常药物时看是否影响心脏正常电生理活动，所以在对心脏窦房结功能的观察上，重点对最高心率、最低心率、平均心率进行了治疗前后对照分析，未发现高电压电位对心脏正常电生理活动产生显著抑制作用（窦性心率均 > 60/min），提示场能疗法对心脏窦房结功能无明显影响。

场能疗法治疗后复查24小时动态心电图，如期前收缩数量较治疗前减少80%以上则定为痊愈，24例中有6例，占23.1%；如期前收缩数量较治疗前减少50%以上，则定为显效，24例中有6例，占23.1%；如期前收缩数量较治疗前减少20%以上，则定为有效，24例中有5例，占19.2%；如期前收缩数量较治疗前减少10%以下，则定为无效，24例中有3例，占11.5%；如期前收缩数量较治疗前增加10%以上，则为加重，24例中6例，占23.1%，总有效率65.4%。

研究证明场能疗法对部分心律失常具有较好疗效。

心律失常24例中包括持续房性或室性期前收缩。合并高血压病及甲状腺功能亢进症1例，持续性心房颤动1例，冠状动脉狭窄1例。

## 三、高血压

1. **什么是血压、高血压**　血压就是血液在血管中流动时血流加于血管壁的侧压力，动脉内的压力称为动脉压，静脉内的压力称为静脉压，毛细血管内的压力称为毛细血管压。

血压是维持人体各脏器正常灌注所必需的，通常我们说的血压是指动脉压，心脏收缩时，大动脉内产生较大的压力称为收缩压（高压），心脏舒张时，动脉借助大动脉弹性回缩产生的压力继续推动血液向前流动，称为舒张压（低压），收缩压和舒张压之间的压差称为脉压。

2. **场能疗法治疗高血压**　自主神经系统对高压交变电场比较敏感，有助于使紊乱的功能正常化，使末梢血管正常开放，促进血液循环，调整血压。

肾素血管紧张素系统在高血压发病中起到极其重要作用。有研究结果证明用场能治疗血管紧张肽酶数值高的交感神经紧张型高血压效果很好，并对 28 例高血压（收缩压＞160mmHg）、16 例低血压（收缩压＜100mmHg）以及 25 例血压正常人群（收缩压 100～160mmHg）用高压静电治疗 15 分钟后，高血压的收缩压变化为（$-18.6\pm12.2$）mmHg，与正常血压人群相比较有显著差别（$P < 0.005$），而且血压越高，降压越明显。而低血压群收缩压度化为（$5.5\pm8.7$）mmHg，与正常血压人群比较同样存在明显差别（$P < 0.025$），而正常人群血压，其收缩压变化为（$-5.8\pm10.9$）mmHg，表示出轻度下降。

张雯报道采用场能疗法治疗高血压患者 58 例，均为原发性高血压，其中高血压 1 级、2 级 8 例、3 级 10 例。平均治疗 8 周，每天 1 次，每次 1 小时，结果 58 例中 28 例好转，22 例有效，8 例无效，总有效率达到 86%。好转 28 例中，15 例血压下降，平均下降 3.33/1.09kPa，13 例减少用药剂量甚至停药，血压维持正常水平，同时主诉明显减轻或消失；无效 8 例中，5 例血压不定，愁诉均未有明显变化，3 例血压上升，分别为 55/25mmHg、20/15mmHg、40/15mmHg；在安全性方面，1 例患者治疗后即刻血压上升较明显，休息片刻即恢复，其余患者治疗均非常安全，安全系数为 100％。

第四军医大学唐都医院理疗康复科刘朝晖博士使用中低频场能治疗仪治疗 32 例高血压患者时，其输出电压为 3000/6000/9000V，三挡定时可供选择，且有 3 种自动变压功能，采用全身通电法，每日 1 次，每次 30 分钟，治疗 30 天为 1 个疗程（表 3-5，表 3-6）。

表 3-5 中低频场能治疗仪治疗高血压病临床治疗效果（一）

| | 分级 | 例数 | 临床治愈 | 显效 | 有效 | 无效 | 总显效率 | 总有效率 |
|---|---|---|---|---|---|---|---|---|
| 高血压病（32 例） | 单纯性 | 18 | 10 | 2 | 6 | 0 | 66.7% | 100% |
| | 1 级 | 6 | 2 | 1 | 2 | 1 | 50% | 83.3% |
| | 2 级 | 8 | 4 | 3 | | 1 | 87.5% | 87.5% |

经卡方检验，2 级高血压病的总显效率较其他两组有显著增高，高血压病各分级之间的总有效率均无显著性差异。

表 3-6 中低频场能治疗仪治疗高血压病临床治疗效果（二）

| | 分级 | 例数 | Mean±SD | |
|---|---|---|---|---|
| | | | 收缩压下降值 | 舒张压下降值 |
| 高血压病（32 例） | 单纯性 | 18 | 19±10.7 | 5.8±9.5 |
| | 1 级 | 6 | 11±10.5 | 6.3±8.5 |
| | 2 级 | 8 | 22±5.7 | 23±11.1[*] |

[*]$P < 0.05$（2 级高血压病分别与单纯性高血压病和 1 级高血压病相比）方差齐性检验，$P > 0.05$，各组间方差相等

经方差分析，HPT2018-Ⅲ型中低频场能治疗仪对 2 级高血压病较对单纯性高血压病和 1 级高血压病的疗效更好，尤其是对 2 级高血压病的舒张压降低更明显。

珠江医院报道用场能疗法治疗高血压 40 例，病程均在 1 年以上，收缩压 165～195mmHg，平均（170.4±21.6）mmHg，舒张压 97.5～130.0mmHg，平均（105.3±13.8）mmHg（表3-7）。

采用场能疗法治疗，每日 1 次，每次 30～40min，1 个疗程 10 次，连续治疗 2～3 个疗程。

经治疗后 40 例患者收缩压和舒张压均明显降低，经统计学处理，$P < 0.001$，有非常显著性差异。

**表 3-7　治疗前后血压的变化（$n$=40）**

| 血压 | 治疗前 | 治疗后 | $P$ 值 |
|---|---|---|---|
| 收缩压（kPa） | 22.72±2.88 | 14.71±1.49 | < 0.001 |
| 舒张压（kPa） | 14.04±1.84 | 11.17±1.17 | < 0.001 |

中山医科大学附属第三医院报道用场能疗法治疗 34 例高血压患者，发现经治疗后其收缩压和舒张压均有明显降低，经统计学处理，$P < 0.01$，治疗前后有显著性差别（表3-8）。

**表 3-8　治疗前后血压的变化（$n$=34）**

| 血压 | 治疗前 | 治疗后 | $P$ 值 |
|---|---|---|---|
| 收缩压（kPa） | 22.72 | 16.68 | < 0.001 |
| 舒张压（kPa） | 13.25 | 10.92 | < 0.001 |

北京大学第一医院盛琴慧报道用场能治疗仪治疗 30 例高血压患者，平均治疗 30 天，治疗后患者血压出现不同程度下降，显效率 73.3%［平均血压下降（22.9±8.54）/（17.46±5.64）

mmHg］，有效率13.3%［平均血压下降（7.75±0.50）/（7.25±0.88）mmHg］，总有效率86.7%，无效率13.3%，有少数患者用场能治疗没有服降压药，血压下降平稳，而有少数患者治疗期间原用药物剂量减半。

以上临床报道均证明场能疗法治疗高血压具有较好的疗效，其治疗原理是人体置于阴、阳电子按适当比例输出的高压交变电场中，补充人体的阴离子，促进细胞的新陈代谢，调节体液电解质及酸碱平衡，在高压交变场作用下可使心脏收缩力加强，脉搏次数增加，使微血管扩张，血流加速，有活血化瘀、改善微循环的作用。它还可以调节神经系统功能，特别是自主神经系统功能，对血管弹性和减低外周阻力起一定作用，因而能降低血压。

虽然原发性高血压的发病机制尚未完全清楚，但是神经中枢功能失调、脑皮质兴奋与抑制过程异常、交感神经兴奋和儿茶酚胺物质释放增加、肾素-血管紧张素-醛固酮系统活动加强起重要作用。场能疗法可以调节大脑皮质的兴奋与抑制过程，抑制血管活性物质释放和肾素-血管紧张素-醛固酮系统的活动，使交感神经兴奋性降低，从而降低血压。原发性高血压早期是小动脉处在痉挛状态，病理改变是可逆的，故场能疗法治疗后可以降低血压，但病变进入到中晚期以后，动脉壁出现增厚、纤维化等，单独用场能疗法治疗则效果不很好，故只能与降压药物配合治疗，如果采取场能疗法治疗和饮食、运动、心理等综合治疗，可以适当地减少药物治疗，以降低药物的不良反应。

重庆附二院刘潇等报道用场能疗法和常规药物治疗高血压患者，经1个月治疗后若患者收缩压或舒张压下降10mmHg或血压保持在正常范围内，下一个疗程可减少原口服药物剂量的

1/4；当血压上升 5mmHg 并超过正常血压范围时，则恢复原口服药物剂量。如反复 3 次减药后需通过恢复剂量才能维持正常水平，可结束试验，此例患者为无效，其余患者进行连续 3 个月的治疗和观察。

治疗结果：试验组 3 个疗程有效率为 100.00%，而对照组则为 3.23%。两者的差异有统计学意义。试验组第 2、3 个疗程均显效率低于第 1 个疗程，差异有统计学意义。

作者认为血压降低与睡眠改善和交感神经活性降低有关。

据美国 NHANE 调查 4500 名成年人中，每 1 小时的睡眠缺乏会增加 37% 的高血压病的发病和 33% 的冠状动脉硬化的可能。对 1741 名每天睡眠小于 5 小时，则发现有 50% 的人有较高的高血压的发病风险。但在场能疗法的作用下，机体内环境的平衡，儿茶酚胺、5-HT 等神经递质保持相对平衡，细胞活性提高，从而使大脑皮质、体液内分泌功能以及交感神经处于正常状态有重要的意义。

原发性高血压病人的交感神经能力的增高和副交感神经能力的降低程度与血压的高低呈正相关，提示交感神经张力增高可能参与高血压的发病机制，同时也证明长时间交感神经兴奋更易发生动脉粥样斑块，从而导致心、脑、肾等重要器官的损害。由于场能疗法交替的交流电刺激，使人体血液中蛋白质和细胞活动活跃，促进新陈代谢，达到改善自主神经功能，能降低交感神经活性，高压静电使血清中的 $Na^+$、$Ca^{2+}$ 和 $\gamma$-球蛋白的含量增多，$K^+$ 及蛋白含量的减少，对血压也有调节作用。

解放军总医院肖红雨报道用场能疗法辅助治疗高血压 50 例，治疗结果：显效 29 例（58.0%），有效 17 例（34.0%），无效 4 例（8.0%），总有效率 92.0%。

在治疗过程中，部分患者减少了降压药物用量，但不能完全停药，提示场能疗法治疗与药物治疗有协同作用。

## 四、脑血管疾病

脑是人体的司令部，它支配人体的一切活动和感受，脑细胞生存和活动是由脑血管内血液提供的氧和养料所保证的。各种原因造成的脑血液供应停止，就会导致血液停止供应部分的脑细胞死亡，脑组织坏死，这就是通常称为"脑卒中"。"脑卒中"分为缺血性脑卒中和出血性脑卒中。缺血性脑卒中（包括短暂性脑缺血发作、脑梗死、脑栓塞）是由于脑动脉闭塞或被栓塞而造成相关脑组织缺血、坏死，从而引起一系列持续时间不等的神经系统功能障碍，严重者可导致死亡。高血压病、糖尿病、心脏病、高脂血症、吸烟以及以前有脑卒中病史者均会诱发急性脑梗死。出血性脑卒中是指某一脑血管破裂，血液进入脑组织，压迫、破坏该部位的脑组织。蛛网膜下腔出血（SAH）也是出血性脑卒中的一种类型，常由脑动脉瘤破裂引起。

### （一）脑供血不足和一过性脑缺血

1. 脑供血不足　多由于脑动脉硬化、血管狭窄和脑血管痉挛，管腔显著缩小、血液循环障碍而引起的脑供血不足，其发病的诱因最常见的是情绪激动和过度劳累、吸烟、过度饮酒，也可由颈椎病、急速的头部转动诱发椎 - 基底动脉系统的供血不足，高血压、高黏血症等都是脑血管病的危险因素。

（1）临床表现：头痛、头晕、眼花、视物旋转模糊、行走不稳、睡眠不佳、多梦耳鸣、听力下降，有时暴发某些神经系统局限体征，如偏瘫、失语、偏盲、半身感觉障碍等，数分钟或稍长时间内又迅速恢复，这些都是脑血管痉挛的表现。

（2）临床常用的药物：尼莫地平、氟桂利嗪、尼麦角林、双氢麦角碱以及维脑路通、维生素 E 等扩张、软化血管药物。另外，针对高血压、高血脂等应给予相应的药物治疗。

（3）场能疗法治疗：湖南省人民医院张德元报道用场能电子笔点穴治疗老年性椎 - 基底动脉供血不足 200 例，另 100 例作为对照，口服复方丹参滴丸 10 粒，每日 3 次，7 日后观察两组临床疗效和脑血流速度的变化。两组治疗前均做经颅彩色多普勒超声（TCD）检查，明确单侧或双侧椎 - 基底动脉供血不足。

200 例场能疗法治疗组，患者静坐于场能治疗仪上，输入 9000 伏高压，治疗 10 分钟后，用场能电子笔点刺百会、大椎、风池（双）、前谷（双）、后溪（双）等穴，每穴点刺 6～10 秒，每日 1 次，7 日为 1 个疗程，治疗 1～3 个疗程。治疗结果：治疗组 200 例，痊愈 106 例，好转 90 例，未愈 4 例，总有效率为 98%；对照组 100 例，痊愈 34 例，好转 57 例，无效 9 例，总有效率为 91%，两组比较疗效差异无显著性（$P > 0.05$），两组病例脑血流速度均有明显改善。

人体在场能治疗仪作用下，血流速度增快，供血量增多，则改变细胞营养，加强新陈代谢，增强机体功能。场能电子笔点穴能疏通经络，调节经络平衡，通畅气血。血流加快，则能活血化瘀，改善机体血液循环，恢复脑血管血液供应，从而达到了祛风、除湿、出汗、通经、活络、消肿止痛，故临床取得了较好疗效。

2. **一过性脑缺血**　又称短暂性脑缺血发作，也有人称这为"小卒中"，它是指颈内动脉系统或椎－基底动脉系统发生短暂的供血不足。

（1）一过性脑缺血的特点：①短暂性。几秒到几小时不等，但一般不超过 24 小时，便会自行缓解。②反复性。发生多次反复，但没有规律，有时一日数次，有时1～2年才发作1次。

（2）诊断标准：①急性起病；②阵发性眩晕，伴有恶心、呕吐，一般不伴有耳鸣；③可出现复视，发音困难，吞咽困难，交叉性或双侧性肢体运动及感觉障碍，甚至出现单侧瘫或偏瘫，有共济失调；④皮质性盲，视野缺损；⑤猝倒发作，但不伴意识丧失；⑥24小时完全恢复。

（3）一过性脑缺血是发生脑卒中的危险信号，一般认为，一过性脑缺血的发作是一种可恢复的脑血管病。临床检查无明显的器质性损害征象，但经CT和磁共振检查，可发现这些患者均有不同程度的腔隙性脑梗死，症状有轻有重，次数由少到多，据统计有1/3的病人发展为脑卒中。所以，迅速控制一过性脑缺血的频繁发作，防止脑梗死的发生是治疗本病的主要原则。

（4）一过性脑缺血发作的病因是由多种因素造成的。①动脉痉挛：由于高血压，促进了小动脉痉挛，持续的小动脉痉挛会使脑小动脉血流量减少，造成缺氧，促使微栓子的形成。②微栓塞：脑动脉硬化的斑块发生溃疡时破碎散落到脑血液中，即形成微栓子，这种微栓子流到脑的小动脉中，便使血流受阻，局部脑组织缺血，这种微栓子可以由于酶的作用而分解，再由于血流的冲击，使微栓子流向动脉的末梢而恢复血流供应，此时症状可消失，但微栓子还可以多次形成，并多次被分解，故临床出现反复发作的症状。③血液黏稠度增高。④血浆纤维蛋白原含量增高。⑤心功能障碍。⑥高脂血症。

（5）场能疗法治疗：湖南省人民医院张德元等报道用场能疗法治疗100例短暂性脑缺血发作患者，其中60例为治疗组，40例为对照组。

治疗组60例中有2例为颈内动脉系统引起的短暂性脑缺血

发作，48 例为椎 - 基底动脉系统引起短暂性脑缺血发作。

对照组 40 例中有 9 例为颈内动脉系统引起的短暂性脑缺血发作，31 例为椎 - 基底动脉系统引起短暂性脑缺血发作。

治疗组治疗方法：用场能疗法治疗，患者坐在特制的椅子上 10～20 分钟，输入 9000 伏高压静电，然后将场能电子笔点触人体百会、四神聪、头维（双）、上星、率宫（双）、风池（双）、风府（双）、睛明（双）、翳风（双）、攒竹（双）、人中、玉枕、百劳、大椎、心俞（双）、脾俞（双）、肾俞（双）、足三里（双）、阳陵泉（双）、太溪（双）、商阳（双）、二间（双）、三间（双）、合谷（双）、内关（双）、悬钟（双）、少泽（双）等。每穴点刺 10～15 秒，1 次 / 日。10 天为 1 个疗程，治疗 1～3 个疗程。

对照组：用 0.9% 氯化钠注射液 250 毫升或 5% 葡萄糖注射液 250 毫升，加入丹参注射液 16 毫升，静脉滴入，每日 1 次。10 天为 1 个疗程。

治疗结果：治疗前后症状控制情况，治疗前后经颅多普勒扫描（TCD），测定凝血酶原时间（PT）、活化部分凝血激酶（APTT）、纤维蛋白原（FIB）等情况，具体变化见表 3-9。

表 3-9　治疗组和对照组患者治疗前后 PT、APTT、FIB 的比较（$\bar{x} \pm s$）

| 组别（n） | PT（s） | | APTT（s） | | FIB（G/L） | |
|---|---|---|---|---|---|---|
| | 治疗前 | 治疗后 | 治疗前 | 治疗后 | 治疗前 | 治疗后 |
| 治疗组 60 | 12.3±2.02 | 9.1±4.26* | 30.6±8.65 | 48.5±13.28* | 3.87±0.65 | 1.83±0.50* |
| 对照组 40 | 12.01±1.98 | 10.6±3.43 | 31.±25.72 | 32.78±6.85 | 3.88±1.03 | 3.3±0.64 |

注：与对照组比较，*$P < 0.05$

本组患者随访 1～1.5 年（平均 1 年）。治疗组 60 例中 44 例基本痊愈（未出现 2 次发作），占 73.3%；11 例显效，占

18.3%；另 5 例出现 2 次以上发作，占 8.3%。

场能电子笔循环点穴能改善脑组织供血、供氧状况，解除颅内血管痉挛，血管管径扩大，血管阻力降低，血流速度向正常转换。以上结果显示场能电子笔循经点穴有类似降纤酶的刺激血管内皮释放纤溶酶原激活物的作用（降纤酶的主要作用是降低纤维蛋白酶，有促进纤溶作用，可以促进血管内皮细胞释放纤维蛋白溶酶原激活物和缩短球蛋白的溶解时间，故抗栓作用强，可抑制血栓形成，降低血黏度，改善脑微循环状态，刺激血管内皮释放纤溶酶原激活物，增强纤维蛋白酶降解，减弱纤维蛋白原对红细胞、血小板的聚集桥联作用，从而抑制血液有形成分聚集，减少血液高凝和高黏滞状态）。

3. 颈椎引起的脑供血不足　由于颈椎骨质增生可以压迫椎动脉而引起的脑供血不足，这类病人均会出现头晕、头痛、眼胀、颈部不适，在头部转动时可出现短暂的眩晕，还可以出现耳鸣、健忘、心悸，严重者可以出现恶心、呕吐，甚至猝倒。

这些病人颈椎 X 线检查均有骨质增生，进行脑血流图（TCD）或局部脑血流图检查（Y-CBF）均可以发现血流量增快或减慢。

上海第一人民医院林云平用场能治疗仪治疗颈部眩晕 32 例，病人静坐治疗，配合场能电子笔，场能治疗仪治疗 15～60 分钟，而场能电子笔治疗 1～2 分钟，每日 1 次，10 次为 1 个疗程，连续治疗 2～6 个疗程。

治疗结果：32 例中有 11 例显效，16 例好转，5 例无效，其中显效率为 34%，有效率为 84%。

32 例患者治疗前后进行 TCD 和 Yr-CBF 检查，测量颈总动脉每搏量（Sr）、每分钟搏击量（CO）、双侧颈总动脉血流量，治疗后其血流量均有显著增加（表 3-10），$P < 0.01$。

表 3-10　治疗前后颈总动脉血流量变化

| | 项　目 | 治疗前 | 治疗后 |
|---|---|---|---|
| 左颈总动脉 | Sr ml/s | 6.3±3.0 | 11.5±5.2 |
| | CO ml/min | 451±178 | 815±396 |
| 右颈总动脉 | Sr ml/s | 5.8±0.7 | 11.1±5.4 |
| | CO ml/min | 458±215 | 7793±13 |
| 双侧颈总动脉 | CO ml/min | 907±332 | 1608±682 |

　　湖北吕新云报道用场能疗法治疗加上牵引治疗颈部眩晕 112 例，收到良好效果，而对照组 30 例，采用当归、丹参、黄芪注射穴位。

　　这些病人颈部 X 线检查均有骨质增生、椎间隙狭窄、颈椎生理曲度改变等，脑血流图检查显示椎 - 基底动脉供血不足。

　　治疗组采用场能疗法治疗，同时采用随机场能电子笔刺激穴位（风池、太阳、夹脊、风府、足三里等），加上颈椎牵引。

　　颈椎牵引可使椎间隙增大，缓解神经压迫，消除水肿，改善血液循环，解除肌肉痉挛。

　　由于场能疗法治疗电场的刺激，可促进血液循环，改善大脑血液供应，取得了较好的疗效（表 3-11），达到治疗目的。

表 3-11　临床治疗疗效

| 分组 | $n$ | 治愈（%） | 显效（%） | 好转（%） | 无效（%） | 有效率（%） |
|---|---|---|---|---|---|---|
| 治疗组 | 112 | 47（42） | 43（38.2） | 18（16.1） | 4（3.6） | 96.4 |
| 对照组 | 30 | 3（10） | 7（23.0） | 15（50） | 5（17） | 83 |

## （二）脑梗死

　　脑梗死是缺血性脑血管病最严重的结果，它是由于脑血管完全闭塞，从而造成该血管支配区域脑组织的功能障碍，因为脑神经细胞对缺氧、缺血极为敏感，缺血数分钟即可死亡，引起脑组织坏死。急性脑血管疾病、脑梗死的发病居中老年人神经系统疾病的首位。

脑梗死血栓堵塞的好发部位为大脑中动脉、颈内动脉虹吸段和基底动脉中下段，尚有 10%～30% 的血栓形成发生于颈部大动脉。

其发病的诱因最常见的是情绪激动、过度疲劳、血压骤变和血液黏稠度过高，易形成脑血栓。高血压病、心脏病、高血脂、饮酒、吸烟均为高风险因素，其中以血压升高为更重要的高危因素。

1. 病因

（1）血管壁病变：主要是动脉硬化和动脉粥样硬化，其他如动脉瘤，动、静脉瘘等均易形成脑血栓。

（2）血压变化：突然的血压升高或降低（脑血流灌注压减小）。

（3）血液成分的改变：血液黏稠度增加。

（4）心脏疾病：各种原因所致的房颤或心律失常等。

（5）其他：肿瘤、颈椎病压迫血管等。

2. 发病机制　主要是在动脉内膜病变基础上产生的，引起血管腔狭窄或闭塞，或血液黏稠度增加和血液流动缓慢，也可以造成脑血管闭塞，导致脑梗死而出现偏瘫等神经症状。

临床常见的是动脉粥样硬化性脑梗死，系脑外栓子进入血液循环，将脑动脉堵塞而形成脑梗死。脑梗死也多发生于原来有心脏病的患者，如因风湿性心脏病、慢性心房颤动、心肌梗死而产生的血管壁血栓，细菌性心内膜炎的赘生物均可脱落而成为栓子，肺部或盆腔感染、下肢的静脉血栓形成和某些寄生虫病也会引起脑栓塞，其他尚可见于胸科手术、气胸、气腹或减压病的空气栓塞，长骨或脂肪组织损伤的脂肪栓塞和肺癌等瘤细胞栓塞。

动脉被堵塞后，其所供应的脑组织即发生梗死。局部水肿，周围组织充血，经数小时或数日后，病变区发生肿胀、缺血性坏死和软化，有时也可为出血性梗死。坏死组织逐渐液化而形成囊腔，最后遗留黄色萎缩瘢痕。

3. 临床症状　多发生在50岁以上的病人，常于休息、静止或睡眠中发生，通常不出现意识障碍，面色稍苍白，脉搏稍快，血压可能不高，神经症状的发生和发展视病变血管管腔狭窄（或阻塞）程度和代偿功能之间矛盾的演变而区分为三类。①短暂发作型：多见于颈内动脉、大脑中动脉和椎动脉血栓形成。由于血流动力学的波动而引起间歇性发作的短暂性局部脑循环功能不全。一部分病人是由于颈部大动脉管壁粥样硬化斑块脱落的栓子所引起，症状持续数分钟至1～2小时及以后完全消失。②进展型：由于脑循环代偿功能已不足以维持病变血管所供应的脑组织，局部神经损害的症状在起病后数小时至1～2天继续恶化。③完全型：起病后短时间内就发展为完全瘫痪，甚至昏迷。

脑梗死的临床症状常因血管部位不同而异。

颈内动脉系统（大脑中动脉和颈内动脉）：血栓形成的症状常表现为半身不遂，半身感觉减退，上肢症状往往重于下肢，若病变在左侧半球，则常有失语、失读和失写，如病变范围扩大，则可导致昏迷及完全偏瘫。

椎 - 基底动脉系统（椎 - 基底动脉和小脑后下动脉）：血栓形成后常可表现为眩晕，耳鸣，眼睑下垂，复视，发音不清，吞咽困难，共济失调，交叉性瘫痪，严重者可出现四肢瘫痪，延髓麻痹，瞳孔缩小如针尖。

多数病人有心脏功能的各种异常改变，可能引起血压降低而进一步影响脑血流量。脑血栓形成多数在起病后几天内病情可趋于稳定，2～3 周后由于水肿消退和侧支循环建立而使症状逐渐减轻。

4. **药物治疗**　脑血栓形成主要见于动脉硬化，所以应当预防和治疗动脉硬化，同时防止血压急剧降低，脑血流量减少，血液黏稠度增加和血液凝固性增加的各种因素。

急性期和恢复期可用低分子右旋糖酐静脉注射以稀释血液，降低血黏稠度和减少血细胞聚集，加快血流速度，以增强微循环。

中医认为脑血栓形成是由于瘀阻脉络，故应以活血化瘀为主，辅以补气的药物，常用补阳还五汤加减：黄芪 18～36 克，川芎 7 克，当归 11 克，赤芍 11 克，地龙 11 克，牛膝 11 克，桃仁 11 克，丹参 11 克。血压过高者，黄芪用量不宜过大。

如进行性加重者，可用抗凝药物，如肝素、双香豆素等。针灸治疗对脑梗死后遗症有较好的效果。动脉严重狭窄者可进行手术或放置血管支架治疗。

5. **场能疗法治疗**　首都医科大学附属安贞医院杨威等使用场能治疗仪对 28 例脑梗死患者和 2 例椎 - 基底动脉供血不足患者进行治疗。

30 例患者中，有高血压患者 24 人，其中 12 例服药后血压控制在正常范围，另 12 例服药后血压仍较高，低血压 2 人，血压正常 4 人。

治疗时患者静卧于特制的绝缘治疗床上，用场能治疗仪，输出交变电磁波进行治疗，每日 1 次，每次 40～45 分钟，10 次为 1 个疗程。

通过治疗，观察 30 例病人（表 3-12），总有效率为 83.3%，无效率为 16.7%，治疗脑梗死的有效率为 82.1%，无效者均为病程 2 年以上或多次发病的病人，一般在治疗的第 3～5 天开始起效，治疗前神经功能缺损评分（欧洲卒中评分）为（76±16）分（表 3-13），治疗后评分为（84±14）分，对照同期科内收治的神经功能缺损评分相近（治疗前）而不用场能治疗仪治疗的脑梗死病人，以相同药物治疗 16 天后评分为（29±16）分，经统计学处理 $P < 0.05$，有显著性差异。

表 3-12　临床治疗结果

| 病种 | 例数 | 显效 | 有效 | 无效 |
|---|---|---|---|---|
| 脑梗死 | 28 | 4 | 19 | 5 |
| 椎 - 基底动脉供血不足 | 2 | 2 | | |

表 3-13　治疗组与对照组的疗效判定

| | 治疗前 | 治疗后 | $P$ 值 |
|---|---|---|---|
| 治疗组 | 76±16 | 84±14 | < 0.05 |
| 对照组 | 75±17 | 29±16 | < 0.05 |
| $P$ | > 0.05 | < 0.05 | — |

4 例患者血压正常，治疗前后无显著变化（表 3-14），低血压者 2 例（90/60mmHg），经治疗 1 个疗程结束后，血压回升（105～110/70mmHg），有高血压病史而服药后血压控制良好的 12 例患者中，应用场能治疗仪后，其中 7 例服药减量或停用。部分患者治疗中出现一过性血压升高，多发生于治疗第 3～5 天，继续治疗可自行消失。

表 3-14　治疗前后血压的变化（*n*=12）

| 血压 | 治疗前 | 治疗后 | *P* 值 |
|---|---|---|---|
| 收缩压（mmHg） | 167.1±8.9 | 144.6±13.2 | ＜0.01[BH] |
| 舒张压（mmHg） | 91.8±10.3 | 84.2±9.3 | ＜0.01 |

引起脑血管病的病因很多，试图消除病因以防治脑血管病，在目前阶段的医疗实践中难以达到。但对其中一些可以改变的危险因子予以有效干预，则脑卒中的发病率和病死率能显著降低。其中动脉硬化时形成脑卒中，主要有下列病因。

（1）动脉粥样硬化：主要累及冠状动脉、脑动脉、肾动脉等全身大、中动脉。在此发展过程中，脂蛋白的异常成为主要因素，现已证明，LDL-C 参与动脉粥样硬化的形成，而 HDL-C 则有助于抗动脉粥样硬化，减轻脑血管病的发生，而本文结果显示场能治疗仪能降低 TG、TC、LDL-C，升高 HDL-C，对防治心脑血管疾病具有重要意义（表 3-15）。

（2）高血压性细小动脉硬化：持续高血压将促使中等动脉和大动脉内膜增厚，促进动脉粥样硬化，高血压使脑小动脉管径变小，脑血管阻力增加，脑血流量降低，场能治疗仪对血压的影响，减缓了动脉硬化的发展。

（3）血液流变学与脑血管病的发展有着密切关系：血液流变因素在动脉硬化、血栓形成等发展过程中起重要作用，经场能治疗仪治疗后，高切全血黏度、低切全血黏度均降低，这与降低 TG、TC、LDL-C，升高 HDL-C 后降低血液黏稠度相关，因而降低血管阻力，增加脑血流量，防止心脑血管病的发展。

表 3-15　治疗前后脂蛋白的变化（$n=30$）

| 脂蛋白 | 治疗前 | 治疗后 | P 值 |
|---|---|---|---|
| TG（mg/dl） | 175.0±98.7 | 159.8±93.7 | ＜0.01 |
| TC（mg/dl） | 290.3±71.4 | 176.7±31.5 | ＜0.01 |
| LDL.C（mg/dl） | 148.2±27.4 | 125.2±23.7 | ＜0.01 |
| HDL.C（mg/dl） | 38.5±9.9 | 44.2±8.6 | ＜0.01 |

（4）调节自主神经系统功能：场能治疗仪可以调节自主神经系统功能，从而有效地改善全身血管弹性，降低外周阻力，降低血压，有效地扩张脑动脉；对低血压者则可以升高血压，增加脑血流量，改善脑供血状态，提高新陈代谢，促进脑组织的再生修复过程，达到功能的恢复。

第一军医大学珠江医院陈银海等报道用场能治疗仪治疗 52 例脑梗死患者，其中显效 26 例，占 50%；好转 22 例，占 42.3%；无效 4 例，占 7.7%。这些患者经治疗后，收缩压和舒张压均明显降低，经统计学处理，$P＜0.01$，有非常显著差异，观察其中 40 例高血压患者，治疗前后血压的变化见表 3-16 至表 3-18。

表 3-16　治疗前后血压的变化（$n=40$）

| 血　压 | 治疗前 | 治疗后 | P 值 |
|---|---|---|---|
| 收缩压（kPa） | 22.72±2.88 | 17.41±1.49 | ＜0.001 |
| 舒张压（kPa） | 14.04±1.84 | 11.17±1.17 | ＜0.001 |

表3-17　脂蛋白及亚组分治疗前后的变化（$\bar{x}$+s）

| 脂蛋白及亚组分 | 治疗前（*n*=55） | 治疗后（*n*=55） | *P*值 |
|---|---|---|---|
| TG（mmol/L） | 2.37±1.24 | 1.69±0.91 | ＜0.001 |
| TC（mmol/L） | 5.31±1.30 | 4.66±1.04 | ＜0.001 |
| LDL-C（mmol/L） | 3.76±0.98 | 3.11±0.88 | ＜0.001 |
| HDL-C（mmol/L） | 1.09±0.26 | 1.43±0.23 | ＜0.001 |
| HDL$_2$-C（mmol/L） | 0.35±0.16 | 0.49±0.13 | ＜0.001 |
| HDL$_3$-C（mmol/L） | 0.74±0.18 | 0.94±0.15 | ＜0.001 |
| TC/HDL-C（mmol/L） | 4.9±1.5 | 3.3±1.4 | ＜0.001 |
| LDL-C/HDLC-（mmol/L） | 3.4±1.1 | 2.2±1.2 | ＜0.001 |
| HDL$_2$-C/HDL$_3$-C（mmol/L） | 0.47±0.20 | 0.52±0.18 | ＜0.005 |

注：以上除脑梗死患者52例外，尚有其他脑血管病患者3例

表3-18　血液流变学指标（$\bar{x}$±s）治疗前后的变化

| | 高切全血黏度（mPa·s） | 低切全血黏度（mPa·s） | 血浆黏度（mPa·s） |
|---|---|---|---|
| 治疗前（*n*=22） | 7.58±0.75 | 8.67±0.82 | 1.83±0.12 |
| 治疗后（*n*=22） | 6.63±0.58 | 7.76±0.77 | 1.68±0.1 |
| *P*值 | ＜0.001 | ＜0.001 | ＜0.001 |

　　潘文平报道场能疗法治疗之所以能降低血浆总脂含量，是由于物理因子可以改变体内某些物质性状，如表面张力、黏度、离子溶解度、渗透压、pH、酶活性等，通过神经-体液机制，促进脂质代谢（如胆固醇含量下降，分解和排泄增加等）。

　　张泽淑和李宝山报道物理因子能改变血液流变学，在场能治疗仪的交变电场作用下，体内膜构象（包括膜酶、受体、表面电荷分布等）的变化、电解质离子的移动、体液渗透压及pH

的改变等均为改变血液流变学性质的主要因素。

笔者从治疗患者的次数和疗效比较（表3-19），证明该治疗需要一定的治疗时间和次数，只要坚持治疗，一定会取得满意的效果。

表3-19　平均治疗次数

|  | 显效 | 好转 | 无效 | 总计 |
|---|---|---|---|---|
| 例数 | 117 | 90 | 36 | 243 |
| 平均治疗次数 | 21.5 | 12.3 | 8.2 | 16.1 |

以上统计包括除脑梗死外，尚有冠心病、高血压病、自主神经功能紊乱、脑外伤综合征、颈性眩晕等疾病共243例。

吕锡玲报道用场能治疗仪治疗脑梗死患者104例，104例患者分为三组进行治疗。①组：34例，无辅助电极，人体直接置于电场中进行全身调整；②组：38例，辅助电极置于脑部；③组：32例，辅助电极置于肢体处。

经治疗后，104例中，有效96例，占92.4%；无效8例，占7.6%。在三组的治疗中，肢体辅助电极组有效率为96.9%，脑部辅助电极组有效率为92.1%，无辅助电极组有效率为88.2%，说明加以辅助治疗，效果更佳。

潍坊市立医院报道用场能治疗仪治疗97例脑梗死患者，其中显效49例，有效36例，无效6例，有效率为93%。

中山医科大学附属三院、南京大学医学院附属鼓楼医院等均使用场能治疗仪治疗脑栓塞患者，都取得了好的效果。

北京四季青医院曹蕾报道，由于脑卒中后过早行走可加重偏瘫患者下肢张力，导致痉挛加重，引起足内翻，严重影响患者步行能力的恢复。用场能交变场配合早期康复训练治疗脑卒中后患者肢体痉挛致足内翻的 30 例和 30 例对照组。

治疗组（A 组）：仅做徒手牵引、器械训练、自我牵引三种康复训练，每日 2 次，每次 40 分钟，再加上使用场能治疗仪，偏瘫患者仰卧位，屈髋、屈膝或端坐位，双足必须紧贴台面，每日 2 次，每次 40 分钟。

对照组（B 组）：仅做徒手牵引、器械训练、自我牵引三种康复训练，每日 2 次，每次 40 分钟。

两组治疗前和治疗 8 周后，分别采用美国国立卫生研究院脑卒中量表（NIHSS）、改良 ASHWORTH 痉挛量表、步行能力评定表，以及测量治疗前后足内翻角度、BARTHEL 指数进行评定。

两组患者治疗前，各项指标的差异无统计学意义（$P > 0.05$），治疗 8 周前后的 NIHSS 评分（表 3-20）：改良的 ASHWORTH 痉挛量表、步行能力（表 3-21）、足内翻角度（表 3-22）、BARTHEL 指数评定做比较，两组上述评分均有改善（$P < 0.05$），但治疗组改善程度大于对照组（$P < 0.05$）。

表 3-20　两组患者治疗前，治疗 8 周后 NIHSS、BI 比较（分，$\bar{x}\pm s$）

| 组别 | NIHSS 评分 | | BI 评分 | |
|---|---|---|---|---|
| | 治疗前 | 治疗 8 周后 | 治疗前 | 治疗 8 周后 |
| 对照组 | 16.30±9.48 | 13.13±7.92 | 36.18±14.38 | 49.16+14.8 |
| 治疗组 | 16.12±8.91 | 8.00±7.30 | 75.46±18.64 | 37.18+3.23 |

表 3-21　两组患者治疗前，治疗 8 周后 MAS、步行能力比较（级，$\bar{x}\pm s$）

| 组别 | NIHSS 评分 | | BI 评分 | |
|---|---|---|---|---|
| | 治疗前 | 治疗 8 周后 | 治疗前 | 治疗 8 周后 |
| 对照组 | 2.46±0.72 | 1.94±0.46 | 1.23±0.42 | 2.01±0.22 |
| 治疗组 | 2.58±0.63 | 1.5±0.23 | 1.14±0.38 | 3.55±0.56 |

表 3-22　两组患者治疗前，治疗 8 周后足内翻角度比较（°，$\bar{x}\pm s$）

| 组　别 | 治疗前 | 治疗 8 周后 |
|---|---|---|
| 对照组 | 15.06±4.85 | 14.63±3.96 |
| 治疗组 | 16.02±8.16 | 8.45±7.31 |

　　肢体瘫痪是脑卒中常见的并发症，也是最难治疗的症状之一，足内翻是胫骨后肌痉挛引起的，足过高的肌张力直接影响下肢运动功能的恢复，不利于步行能力的提高，患者跌倒的风险大，因此，降低足肌痉挛是十分必要的，脑卒中后下肢痉挛致足内翻，除积极的训练外，加用场能交变场的电磁效应、微振动效应、温热效应、从足底传到人体全身，可以改善局部和全身的血液循环和增强机体代谢，调节自主神经，缓解痉挛。经治疗后患者下肢及足肌张力明显降低，肌力增加，步行能力与 ADL 较对照组显著提高，明显改善了足内翻的角度，大大降低了患者训练走时跌倒的危险性，对康复具有一定的临床意义。

　　黑龙江中医药大学附属第二医院唐强等报道，用场能治疗仪结合药物治疗、针灸治疗，对于脑卒中后肩痛的患者具有很好的疗效。

　　肩痛是脑卒中患者常见的并发症，据统计，脑卒中偏瘫患者肩痛发生率为 5%～84%，最早发生于脑卒中后 2 周，通常发生于脑卒中后 2～3 个月，而且病程越长发病率越高，因疼痛妨碍患者主动锻炼及被动活动患肢，成为患者康复的重要妨碍因素，影响患者的生活质量及康复治疗的进行。故及时治疗肩痛，对患者肢体功能恢复具有积极作用。

　　偏瘫后肩痛的发病机制尚不清楚，关节照相术显示：偏瘫后肩痛与特发性肩周炎有相似的病理改变，其病因有多种多样，但其中最常见的病因之一，即脑卒中后偏瘫的特点为典型的肌张力增高模式，上肢表现为典型的屈肌模式，它使肩关节痉挛，肌肉失衡。

笔者将40名患者分为两组。治疗组20例：针灸结合场能疗法，患者平卧于治疗床上，头针取中央前面中部，沿皮下刺入0.5～0.8寸，捻转1～2分钟，留针30分钟。电压为9000伏，每日1次，每次20分钟。

对照组20例：脑梗死采用常规内科治疗，用抗凝降纤疗法，进行抗血小板凝集，保护脑等对症治疗，脑出血则用止血、脱水保护脑细胞等对症治疗。

治疗结果。①治疗组：治愈15例，显效3例，有效1例，无效1例。治愈率为75%，总有效率为95%。②对照组：治愈8例，显效4例，有效3例，无效5例，治愈率为40%，总有效率为75%。头针结合场能治疗组疗效优于药物组（$P < 0.05$）。

## 五、小儿脑瘫

脑性瘫痪（cerebralpalsy，简称脑瘫）是指发育早期（出生前到出生后1个月）各种原因所致的非进行性脑损伤，临床主要表现为中枢性运动障碍和姿势异常。可同时伴有或不伴有不同程度的智力障碍、癫痫及视听觉、言语行为等障碍。小儿脑瘫是儿童时期伤残率较高的疾病之一，治疗难度很大。本病并不少见，发达国家患病率为1‰～4‰，我国2‰左右。

**【治疗】**

1. 治疗原则 ①早期发现和早期治疗。婴儿运动系统正处在发育阶段，早期治疗容易取得较好疗效。②促进正常运动发育，抑制异常运动和姿势。③采取综合治疗手段，除针对运动障碍外，应同时控制其癫痫发作，以阻止脑损伤的加重。对同时存在的语言障碍、关节脱位、听力障碍等也需同时治疗。④医师指导和家庭训练相结合，以保证患儿得到持之以恒的正确治疗。

2. 主要治疗措施

（1）功能训练：①体能运动训练（physical therapy，简称PT），针对各种运动障碍和异常姿势进行物理学手段治疗，目前常用 Vojta 和 Bobath 方法，国内尚采用上田法。②技能训练（occupationaltherapy，简称 OT），重点训练上肢和手的精细运动，提高患儿独立生活技能。③语言训练，包括听力、发音、语言和咀嚼吞咽功能的协同矫正。

（2）矫形器的应用：功能训练中，配合使用一些支具或辅助器械，有助于矫正异常姿势，取得抑制异常反射的功效。

（3）手术治疗：主要用于痉挛型，目的是矫正畸形，恢复或改善肌力与肌张力的平衡。

（4）其他：如高压氧舱、水疗、电疗等，对功能训练起辅助作用。

（5）场能疗法治疗：湖南师范大学第一附属医院张德元等报道，用场能治疗仪治疗 30 例小儿脑瘫患儿，基本治愈 8 例，显效 13 例，好转 7 例，无效 2 例，总有效率为 93.3%。

对照组 22 例：基本治愈 2 例，显效 4 例，好转 8 例，无效 8 例，总有效率为 60.0%，两组总有效率对比经统计学处理，有显著性差异（$P < 0.01$）。

其具体治疗方法：患儿由其家长抱坐在治疗台上 10～20min，输出 3000V 高压电，然后用场能电子笔点击风池（双）、百会、四神聪、哑门、风府、头维、上星、心俞（双）、脾俞（双）、肾俞（双）及双侧五输穴、八脉交会穴等，另沿督脉经从头至骶的夹脊穴点刺并推拿，每穴点 10～15 秒，每日一次，30 天为 1 个疗程，治疗 1～3 个疗程。

对照组单用电针治疗，取大肠俞、环跳、殷门、风市、曲池、外关、合谷、足三里、阳陵泉等穴，均为双侧。

两组均结合作业疗法、言语疗法和物理疗法。场能电子笔点穴能促进通络，调节经络平衡，调畅气血，使血流加快，活血化瘀，改善脑血流量，调节大脑皮质功能，改善病理状态，恢复临界细胞的功能，解除颅底血管痉挛，恢复颅底血管血液供应。

第二炮兵总医院儿科使用场能治疗仪治疗脑瘫患儿 4 例，其具体治疗方法为让患儿由其家长抱坐在治疗台上 30min，输入 9000V 高压电，每日 1 次，30 天为 1 个疗程，同时配合康复训练，收到了良好的治疗效果。

[病例一] 男，年龄为 4 个月，竖头不稳，肢体软，扶立尖足呈剪刀步态。治疗 1 个月后，头控好，双下肢肌张力较前明显降低。

[病例二] 男，1 岁 2 个月，不能独站，扶走时双足尖着地，呈剪刀步态，双下肢肌张力增高。治疗 1 个月后，双下肢肌张力明显降低，治疗 2 个月后，已能独站，牵一手可行走，步态明显改善。

[病例三] 男，8 个月，不能独坐，双手持物不稳，发音含糊，不会叫"爸爸""妈妈"。治疗 2 个月后，已能独坐，会自己坐起来、躺下，双手持物明显改善，可一手传递玩具至另一手，能叫"爸爸""妈妈"。

[病例四] 女，11 个月，不能翻身，独坐不稳，扶立尖足。治疗 2 个月后，患儿能坐稳，可翻身，尖足状态明显减轻。

以上4例患儿与单纯康复训练的患儿相比似疗效更佳，目前正在进一步积累临床数据。

# 六、神经衰弱（神经官能症）

神经衰弱是神经官能症中最常见的一种，是一种以烦恼、衰弱感为主要症状的神经症，由神经兴奋和抑制过程的规律失调造成的。

产生的原因为长期精神负担过重，脑力劳动者劳逸结合不好和病后体弱等。

神经衰弱可见于任何年龄人群，老年人有神经衰弱症状则应除外一些器质性疾病，如脑动脉硬化、高血压、结核病、肿瘤、外伤、贫血、甲状腺功能亢进等。

【临床表现】神经衰弱的症状表现繁多，几乎涉及所有器官与系统，归纳起来，主要表现为精神疲劳，神经过敏，失眠，多疑，焦虑和抑郁。

【治疗】

1. 常规治疗

（1）以心理治疗为主：目的是解除患者的疑虑，减轻精神负担。劳逸结合，适当地进行体力活动。进行"静心"治疗，日本心理学家森田主张对症状持"听其自然"不予抗拒的态度。

（2）针灸治疗：可以安神，使睡眠改善。常用穴位有足三里、大椎、翳明、内关、神门、三阴交等。也可用普鲁卡因和维生素 $B_1$ 等药液，选取足三里、三阴交、心俞等穴位，进行穴位注射。

（3）中药：可用酸枣仁汤、安神补心丸等。

（4）物理治疗：电兴奋治疗、溴离子导入治疗等。

（5）西药：常用轻型的安定药，如舒乐安定等，也可用谷维素，以调节自主神经系统。

2. **场能疗法治疗** 由于场能疗法是交流交变，通过场能的正负相位变化激活生物场，起到疏通经络、活化细胞、调节神经功能的作用；由于场能的作用，使 10～40 个分子的水分解成为小分子，这样进入细胞内的水分子将氧和营养物质带入细胞内，将废物排出细胞外；通过场能的电离作用，使细胞外的阴离子增多，以提高细胞的通透性，减少酸性物质，使新陈代谢得以改善；场能对自主神经能起到调节作用。

兰州军区临潼疗养院唐梦雨报道，用场能治疗仪治疗 40 例神经衰弱患者，结果显效 28 例（占 70%），好转 11 例（占 28%），无效 1 例（占 2%），总有效率为 98%。

江苏省徐州市彭城人民医院徐浩等将 68 例神经衰弱患者分为两组，均给予刺五加注射液 60 毫升 +5% 葡萄糖液 250 毫升或生理盐水 250 毫升静脉滴注，每日 1 次。10 天为 1 个疗程，谷维素、维生素 $B_1$ 常规口服。治疗组在对照组基础上加场能疗法治疗，治疗时患者坐于与地面绝对绝缘的专用椅子上，每日 1 次，每次治疗 10 分钟，10 天为 1 个疗程。两组均治疗 2 个疗程。

治疗结果：治疗组总有效率（显效＋有效）为 97.06%，对照组为 88.24%，两组经统计学处理无显著性差别（$P > 0.05$），但显效率治疗组为 88.05%，对照组为 51.9%（表 3-23），两组进行统计学处理有显著性差别（$P < 0.01$）。

表 3-23 两组临床疗效比较

| 组别 | n | 显效 | 有效 | 无效 |
|---|---|---|---|---|
| 治疗组 | 34 | 28 | 5 | 1 |
| 对照组 | 34 | 18 | 12 | 4 |

以上实例说明刺五加注射液注射联合场能疗法，能扩张血管，降低血液黏稠度，促进血液循环，增加心脑血管血流量，降低心率及组织耗氧量和组织代谢，有防止疲劳和抗应激作用，对中枢神经系统有兴奋和抑制的双向调节平衡作用。联合疗法比单纯用刺五加药物治疗效果好，显效快，而且治疗后未发现全身及局部不良反应，故能提高患者治疗疾病的信心和生活质量，是治疗神经衰弱症的一种较好的辅助手段。其疗效确切，安全可靠，无不良反应，便于临床使用与推广。

## 七、自主神经功能紊乱

自主神经是神经系统的组成部分之一，具有特殊的生理功能，主要支配内脏、血管和腺体，维持人体的随意运动和不随意运动，所以也称之为自主神经系统。医学中许多疾病都牵涉到自主神经系统，有些疾病则以自主神经损害为主，由于自主神经与全身各器官、腺体、血管，以及与糖、盐、水、脂肪、体温、睡眠、血压等调节均有关系，所以自主神经发生障碍后，可以出现局部或全身症状。其临床表现涉及心血管系统、呼吸系统、消化系统、内分泌系统、代谢系统、泌尿系统等。

第一军医大学珠江医院陈银海等用场能治疗仪治疗 38 例自主神经功能紊乱，其中 30 例为功能性睡眠障碍，3 例为胃肠自主神经功能紊乱，5 例为心脏自主神经紊乱。

治疗时患者平卧于特制的治疗床上，每次 30～40 分钟，每日 1 次，10 次为 1 个疗程，一般连续治疗 2～3 个疗程。

治疗结果：38 例患者中显效 25 例（占 66%），好转 12 例（占 32%），无效 1 例（占 2%），总有效率为 98%。

场能疗法治疗能调节神经系统功能，特别是自主神经系统功能，因而对自主神经系统功能紊乱有明显的治疗作用。特别对功能性睡眠障碍的自主神经功能紊乱有显著效果，一般治疗 5 次即可见效，10 次可以获得满意结果。

河北省沧州市中心医院信素英等报道，用场能疗法治疗自主神经和内脏功能紊乱引起的神经性呕吐 11 例，取得满意效果，其中 3 例已不能进食 6～9 天，经药物治疗无效；8 例能进食，但呕吐，无原因，不定时发生，病程 15 天至 2 个月。

采用场能治疗仪进行治疗，1 次 / 日，每次 30 分钟，10 次为 1 个疗程，疗程间休息 3～5 天，治疗 2 个疗程。

治疗结果：11 例患者中，痊愈 10 例，能正常饮食，无呕吐，占 91%；好转 1 例，症状明显改善，呕吐次数减少，占 9%。半年后追踪观察，痊愈者无复发，好转者于 3 个月后复发。

以上疗效的取得，是由于场能疗法治疗可以减轻副交感神经的紧张状况，调节自主神经的功能，并有镇静作用，通过对患者产生兴奋的神经系统的作用，使其恢复正常功能。

此方法操作简便，患者易于接受，无痛苦，安全性高，疗效好。

例如梁某，女，43 岁，因反复心悸、胸闷及心前区不适 1 年入院，查体：血压 18/12kPa（135/90mmHg），心率 74/ 分钟。心电图、超声心动图及心功能检查均未见器质性改变，各种药物治疗无效，今年以来伴有失眠、精神不振。诊断为心脏自主神经功能紊乱，经场能治疗 10 次，心悸胸闷、心前区不适症状基本消失，失眠得以控制。

## 八、血管性偏头痛

偏头痛是临床上最常见的症状之一，病因复杂是脑卒中的危险因素之一。偏头痛发病机制尚不十分清楚，主要有血管源性学说、遗传因素、离子学说、神经源性学说、三又神经血管学说等。目前治疗偏头痛最常用药物是 5- 羟色胺（5-HT），1B/1D 受体激动药，说明 5-HT 既是一种神经递质，又是一种体液介质，对神经和血管均有影响，在偏头痛的发病中具有重要作用。

血管性头痛药物治疗：偏头痛可用谷维素 10mg，3/d 和甲基麦角酸丁醇酰胺 1mg，3/d。

偏头痛常用药治疗，往往因胃肠道反应、肝肾功能损害、妊娠及成瘾性滥用等受到部分患者排斥。非药物治疗包括生物反馈、音乐疗法、场能疗法等，其中场能治疗由于操作简单、经济、无侵入性伤害等，患者易于接受。

对非血管性偏头痛治疗以针对病因治疗为主。

场能疗法产生的高压静电场，使空气产生负离子，负离子可以抑制单氨氧化酶，降低血中 5-HT 水平，因为缓解疼痛。如烟台市芝罘区幸福医院刘玉等报道用场能疗法治疗血管性头痛患者 40 例，其中治愈 18 例，显效 17 例，有效 3 例，无效 2 例，总有效率为 95%。无不良反应作用。

主要治疗机制是场能疗法治疗对自主神经系统起到调节作用和对颅内血管舒缩功能进行调节，而对血管性头痛有好的治疗效果，对高血压、脑循环供血不足等原因造成的非血管性偏头痛也有良好的治疗效果，由于静电场产生和臭氧，也可调节紊乱的自主神经系统，使交感神经兴奋性降低，迷走神经活动性增高，调节血管的舒缩功能。

湖南师大第一附属医院张德元等报道用场能电子笔循径点穴治疗血管性头痛，并观察治疗前后颅内血流速度共观察 150 例患者，有效 138 例，无效 12 例，有效率达 92%。

作者先让患者静坐场能治疗垫上 10～15min，输出电压

9000V，然后用场能笔循径点穴百合、四神聪、风池（双）、风府、率谷（双）、头维（双）、上星、印堂、太阳（双）、少商（双）、前谷（双）、后溪（双）、三间（双）、合谷（双）、睛明（双）、丝竹空（双）、角孙（双）、大椎、天台、命门等穴，每穴刺点 6～10 s，每日 1 次，10 d 为 1 个疗程，连续治疗 1～3 个疗程。疗程治疗后进行 TCD 动态观察颅内 11 条动脉血流的变化，治疗期间停用一切扩血管、降压及各种镇痛药物。

　　TCD 正常参考值：共检查 11 条主要动脉，以收缩峰流速为指标，双侧大脑前动脉（ACA）40～65cm/s，双侧大脑中动脉（MCA）50～80 cm/s，颈动脉（ICA）35～55 cm/s，双侧大脑后 A（PCA）30～50cm/s，双侧椎 A（VA）及基底 A（BA）32～55cm/s。

　　TCD 观察结果：见表 3-24。

表 3-24　场能电子笔循经点穴对颅内血流速度的影响（$n=150$）

| 颅内 A 分支 | 治疗前（cm/s） | 治疗后（cm/s） | P 值 |
| --- | --- | --- | --- |
| RMCA | 88.1±7.8 | 78.4±7.5 | ＜0.01 |
| LMCA | 89.6±7.7 | 75.8±7.6 | ＜0.01 |
| RICA | 67.8±6.5 | 56.5±6.2 | ＜0.01 |
| LICA | 64.7±6.7 | 55.7±6.8 | ＜0.01 |
| RACA | 86.2±6.3 | 64.7±6.3 | ＜0.01 |
| LACA | 88.8±8.1 | 65.5±7.5 | ＜0.05 |
| RPCA | 65.9±7.3 | 51.5±7.7 | ＜0.05 |
| LPCA | 63.4±5.6 | 50.6±6.1 | ＜0.05 |
| RVA | 64.9±6.5 | 56.1±5.8 | ＜0.05 |
| LVA | 65.5±9.8 | 55.6±6.1 | ＜0.05 |
| BA | 64.3±6.3 | 54.9±4.5 | ＜0.05 |

如表上所示，11 条动脉均存在显著性差异，$P$ < 0.01～0.05，研究证明，场能电子笔循经点穴治疗血管性头痛可明显改善 TCD，使异常的脑血流速度恢复正常。

四川大学华西医院屈云等报道治疗 86 例慢性偏头痛，其中接受场能疗法治疗 43 例，另 43 例则做为空白对照组，疗程 20 天。对痊愈的受试者停止治疗后随访 4 周。采用简式 Mc Gill 疼痛问卷（MPQ）进行评定，记录治疗前后实验室检查结果。统计分析数据集的选择包括处理意向（ITT）及符合方案数据分析（PP）。

结果：治疗组和对照组对治疗后疼痛分级指数（PRI），视觉模拟评分（VAS）和现在疼痛强度（PPI）有显著性差异（$P$ < 0.05）。治疗组 6 例，对照组 1 例痊愈。随访 4 周，治疗组与对照组均有 1 例复发。疼痛程度无显著性差异。两组患者治疗前后血、尿、粪常规，肝肾功能及心电图检查均无明显变化。结果：证明场能治疗仪治疗慢性偏头痛有较好疗效，无不良反应（表 3-25）。

**表 3-25　治疗后 MPQ 各项评分比较**

| 组　别 | | $n$ | PRI 总分 | VAS | PPI |
|---|---|---|---|---|---|
| PP | 治疗组 | 41 | 4.00±3.11[A] | 25.98±16.17[A] | 1.88±1.17[A] |
| | 对照组 | 42 | 10.60±5.05 | 39.52±16.46 | 2.69±1.00 |
| ITT | 治疗组 | 43 | 5.91±9.25[A] | 29.42±22.31[B] | 2.02±1.32[B] |
| | 对照组 | 43 | 10.35±5.25 | 38.60±17.35 | 2.63±1.07 |

注：与对照组比较 [A].$P$ < 0.01；[B].$P$ < 0.05

# 九、更年期综合征

更年期综合征是指从生育年龄到无生育能力年龄之间的过

渡阶段，女性到一定年龄月经变得不规则，随后停止，月经停止前数月到停止后 3 年这一时期被称为更年期。

【治疗】

1. 常规治疗　可给予抗抑郁、抗焦虑药以及性激素治疗。病轻者可给予地西泮（安定）、氯氮䓬（利眠宁）等药物镇静催眠，还可给予谷维素以调节自主神经系统功能紊乱。除药物治疗外，还可以配合针灸治疗，如取腰俞、大椎、关元、肾俞、三阴交等穴位。

早在 20 世纪 60 年代，西方就开始使用激素替代疗法治疗更年期综合征。虽然激素替代疗法对患者症状的改善有较好的作用，但经临床观察发现，长期使用雌激素，可增加子宫内膜癌和乳腺癌的发病率。

另外，有些学者认为，更年期综合征的发生，不仅由激素引起，也与社会、心理因素有关。

2. 场能疗法治疗　场能疗法治疗时，电场可以产生大量负离子，对大脑皮质产生抑制，从而调节自主神经系统和内分泌系统的功能，使之达到平衡。对紧张、惶惶不安、注意力不集中、失眠等症状起到改善作用。除了电离作用产生的负离子以外，还可因静电感应产生臭氧。电场产生的电刺激振动作用可以激活生物电场，起到疏通经络、活化细胞、调节自主神经系统功能的作用。

江苏省妇幼保健中心周小平等报道用场能疗法治疗更年期综合征 33 例。而将另一组不用场能治疗的 33 人作为对照组，两组患者均口服钙尔奇 D，每日 1 片，两组共治疗 20 天。治疗组在治疗 10 天、20 天后及停止治疗后 10 天的 VAS 评分与对照组 VAS 评分相应差值进行比较，有统计学意义（$P < 0.001$），治疗 20 天后与治疗前比较，治疗组和对照组的促卵泡生长激素

（FSH）、肌酐（CR）、血糖（GLU）、碱性磷酸酶（ALP）均有统计学意义（$P < 0.003$）。

治疗结果证明，作为非激素性治疗手段的场能疗法治疗，能改善更年期综合征患者的自觉症状。

山东潍坊市立医院也报道用场能疗法治疗 37 例更年期综合征患者，其中显效 20 例（占 54%），有效 17 例（占 46%），没有无效病例，取得了较好的效果。

吉林省人民医院康复科徐晓华报道用循经点穴配合场能疗法治疗妇女更年期综合征 30 例。另外 30 例作为对照组，每日服用强力脑清素片（原更年康），早、晚各 1 次，每次 3 片。

治疗结果：治疗组和对照组在治疗前评定差异无统计学意义（$P > 0.05$），30 天后经分组治疗治疗组与对照组差异有统计学意义（$P < 0.05$）。Kupper 评分有十二项指标：潮红，失眠，烦躁易怒，忧郁多虑，性交困难，关节肌肉痛，眩晕，乏力，兴奋，皮肤感染异常，泌尿系统疾病，心悸。对评定总分进行统计分析见表 3-26。

表 3-26　更年期综合征总疗效分析（Kupper 评分）

| 组别 | 例数 | 治疗前 | 治疗后 | 前后比较 |
|------|------|--------|--------|----------|
| 治疗组 | 30 | 31.37±4.837 | 17.47±2.36 | $F=4.204\ P < 0.10$ |
| 对照组 | 30 | 31.67±4.831 | 26.7±5.029 | $F=1.084\ P < 0.10$ |

从以上表中可以看出治疗组在治疗前后有明显的差异，有明显效果，而对照组在治疗前后无明显改变，无统计学意义。

而且作者对一些生理指标进行评价，选取黄体期的雌二醇（$E_2$）、促卵泡激素（FSH）、促黄体生成激素（LH）观察见表 3-27。

表3-27　生理指标治疗前后对比分析（$\bar{x} \pm s$）

| 组别 | | 治疗前 | 治疗后 | 前后比较 | 间比组较 |
|---|---|---|---|---|---|
| LH（MIV/ml） | 治疗组 | 24.8±2.6 | 21.8±2.8 | $t=2.866\ P < 0.10$ | $t=0.59$ |
| | 对照组 | 25.1±4.9 | 24.6±5.3 | $t=0.29\ P > 0.10$ | $P < 0.10$ |
| FSH（MIV/ml） | 治疗组 | 39.09±4.78 | 36.48±3.73 | $t=1.807\ P < 0.10$ | $t=0.17$ |
| | 对照组 | 35.7±4.09 | 35.3±3.97 | $t=0.383\ P > 0.10$ | $P < 0.10$ |
| E$_2$（Pg/ml） | 治疗组 | 114.3±10.7 | 119.7±12.3 | $t=1.814\ P < 0.10$ | $t=0.19$ |
| | 对照组 | 117.9±9.9 | 118.7±2.5 | $t=0.094\ P > 0.10$ | $P < 0.10$ |

从以上表可以看出，二组生理指标变化治疗组前后比较，差异有统计学意义（$P < 0.10$）。对照组差异无统计学意义（$P > 0.10$），治疗前组间比较差异无统计学意义（$P > 0.10$），具有可比性。

## 十、痛经

妇女行经前后或行经期间发生下腹部痛，影响生活和工作的现象，称为痛经，是妇科常见症状之一。

【防治】

1．首先要普及生理知识，消除紧张情绪，加强营养，改善体质。

2．局部保暖，给一些镇痛药和抗痉挛药物。

3．给予小剂量的雌激素周期治疗（如己烯雌酚1毫克，每晚1次，从月经第6天起用，共20天，重复3个周期），以抑制排卵。

4．给予小剂量雄性激素，促进性腺激素的分泌，以减轻疼痛。

5．对导致继发性痛经的原发病进行治疗。

**【场能疗法治疗】** 场能疗法的全身治疗配合场能电子笔局部穴位点刺，具有明显的镇痛止痛效果，根据"通则不痛"的机制，以通调气血为主，实行虚则补而通之，实则行而通之，使气血调和经血通畅，痛则自除。

解放军 401 医院沈红星等报道用场能场能电子笔穴位点刺并红外线下腹部照射治疗 35 例原发性痛经与对照组 32 例比较，收效显著。

观察组：患者全身置于 9kV 高压的电场内，再用局部电子笔点穴，据病情选穴，以足三阴经脉交会穴三阴交（双侧），任脉经穴中极、关元，膀胱经穴肾俞、次髎等为主。配合带脉、中脘、期门、膻中、内关、合谷、地机、气海、足三里、太冲、阿是穴等，每穴 10 秒，每日 1 次，每次 30 分钟，每次月经前 5 天开始至月经结束为 1 个疗程，连续治疗 3 个疗程。

场能疗法治疗后，采用红外线温热行下腹部照射，每次 30 分钟，每日 1 次，每次月经前 5 天开始至月经结束为 1 个疗程，连续治疗 3 个疗程。

对照组采用硝苯地平 10mg，吲哚美辛（消炎痛）50mg 同时口服治疗，自每月月经见血之日开始服药，每日 3 次，连服 7 天为 1 个疗程，连续治疗 3 个疗程。

结果：观察组疼痛消失 25 例（占 71.43%），明显减轻 8 例（占 22.86%），缓解（不能维持 3 个月以上）2 例（占 5.71%），总有效率为 94.29%。对照组疼痛消失 8 例（占 25%），明显减轻 10 例（占 31.26%），缓解 14 例（占 43.75%），总有效率为 56.25%。两者比较 $\chi^2$=17.8825，$P < 0.01$，有显著差异。

## 十一、疼痛

1. **场能疗法治疗具有镇痛效果** 据文献报道，场能疗治疗可以大大降低大脑皮质的兴奋性，并加强其抑制过程，对周围感觉神经末梢的兴奋性可以降低，因而提高痛阈，有轻度止痛效果。

兰州军区总医院李军报道具有疼痛症状的 66 例患者，其中软组织损伤 24 例，神经痛 12 例，颈、腰椎病 9 例，关节炎 6 例，其他 15 例。

用场能疗法治疗，采用全身加局部治疗，在治疗中不用任何药物和物理治疗。在用场能治疗 66 例中，痛评分降至 0～3 分例数进行统计学处理，有非常显著性意义（$\chi^2$=27.77，$P < 0.01$）（表 3-28）。

表 3-28　场能疗法治疗对疼痛评分的影响

| 病类分类 | 治疗前痛评分（例） | | | 治疗后痛评分（例） | | |
| --- | --- | --- | --- | --- | --- | --- |
| | 0～3分 | 4～6分 | 7～10分 | 0～3分 | 4～6分 | 7～10分 |
| 软组织损伤 | 1 | 4 | 19 | 19 | 5 | 0 |
| 神经痛 | 0 | 2 | 10 | 10 | 2 | 0 |
| 颈、腰椎病 | 0 | 4 | 5 | 8 | 1 | 0 |
| 关节炎 | 0 | 4 | 2 | 5 | 1 | 0 |
| 其他 | 0 | 4 | 11 | 12 | 3 | 0 |

场能疗法治疗 15 次后痛阈、耐痛阈均有升高，经 $t$ 检验有统计学意义，对痛评分进行 $t$ 检验，结果亦有统计学意义，痛阈、耐痛阈、痛评分测定其结果如表 3-28。

表3-28　场能疗法治疗对痛阈、耐痛阈、痛评分的统计学处理

| 项　目 | 治疗前（$\bar{x}\pm s$） | 第一次治疗后（$\bar{x}\pm s$） | 15 次治疗后（$\bar{x}\pm s$） |
|---|---|---|---|
| 痛阈（mA） | $9.60\pm6.64$ | $10.79\pm7.15^{*}$ | $10.97\pm6.67^{*}$ |
| 耐痛阈（mA） | $15.17\pm7.64$ | $16.76\pm7.91^{**}$ | $17.25\pm6.87^{**}$ |
| 痛评分（分） | $7.27\pm1.76$ | | $1.35\pm1.54^{**}$ |

注：$^{*}P < 0.05$；$^{**}P < 0.01$

　　从 66 例中选择 35 例软组织损伤，神经痛治疗后痛评分
7～10 分者由 29 例降为 0 例，而 0～3 分者由 1 例增到 29 例，
说明场能治疗临床疼痛缓解的疗效同样明显。同时，场能治疗过
程中释放一定比例的负离子具有镇痛作用。对机体代谢功能的双
向调节，亦对疼痛的缓解减轻有促进作用。另可促进血液循环和
组织再生，减少致痛物质的产生对疼痛的缓解亦有一定关系。

　　2. 场能疗法治疗软组织挫伤　长谷川义博等实验用场能
治疗患者时，发现实验组人体皮肤表面血管扩张，温度显著上
升，组织营养改善，新陈代谢提高，证明场能疗法治疗可以改
善人体皮肤表面血液循环，而电位局部治疗的火花放电时，亦
引起肌肉收缩，从而改善局部血液循环，以达到消肿、镇痛，
改善代谢的作用（表3-29）。

表3-29　场能疗法治疗软组织扭挫伤 252 例疗效

| | 例数 | 痊愈 | 好转 | 治愈率（%） |
|---|---|---|---|---|
| 踝关节扭挫伤 | 75 | 75 | 0 | 100 |
| 急性腰扭伤 | 72 | 72 | 0 | 100 |
| 肩关节扭挫伤 | 64 | 43 | 21 | 67.2 |
| 腕关节挫伤 | 23 | 20 | 3 | 87 |
| 落枕 | 18 | 18 | 0 | 100 |
| 合计 | 252 | 228 | 24 | 90.5 |

患者治疗时，均为电极头对准疼痛和压痛部位，不接触皮肤，每次 20～30 分钟，10～15 次为 1 个疗程。

3. 腰椎间盘突出症也可用场能疗法治疗　腰椎间盘突出症用腰椎牵引，超短波和中频是治疗腰椎间盘突出症的有效方法，但经治疗后进入恢复期，仍存在臀部及下肢酸痛、麻木、乏力感，且恢复缓慢，这是由于机械性压迫对血循环的损害和影响显著，其中静脉最易受损，静脉充血很快导致神经水肿，这种水肿对神经组织结构和功能的影响远比压迫本身更为严重，持续时间更长，并且神经内膜水肿将导致神经组织的纤维化。

而场能疗法治疗的感应作用，可以改变机体细胞膜电位，在组织内产生微电流，使细胞更具活力，恢复更快。由于静电的极化作用，使偶极子从零乱的排列变成有规则的排列，从而产生一系列的生物效应。加上空气离子流和臭氧作用对损伤的血管恢复和水肿的消退，神经细胞的活化，均有良好的治疗效果。

山东章岩等报道用场能疗法治疗腰椎间盘突出症恢复期患者 60 例，其中治愈 42 例（70%），显效 10 例（16.7%），治愈显效率为 86.7%，好转 7 例，无效 1 例。

4. 肩关节周围炎的场能疗法治疗　肩关节周围炎一般认为随着年龄增长，肩关节周围软组织发生退行性病变，再加之长期的微细损伤和肩部缺乏活动所致，其治疗方法很多，如推拿、按摩、封闭和物理治疗，但一般起效慢，治疗周期较长。而场能治疗可以有效地改善局部血液循环，缓解肌肉痉挛，而产生的空气负离子又可以大大降低大脑皮质和交感神经的兴奋性。痛点在场能电子笔的作用下可引起局部组织细胞内物质运动，使细胞受到细微按摩，组织界面温度上升，增强了生物膜的弥漫过程，改善了膜电位，增强了离子胶体的通透性，故具有镇痛作用。

长海医院毕霞报道用场能疗法治疗 30 例肩周炎患者，取得好的效果，采用 VAS 评定患者疼痛程度，用 GEPI 评定肩关节功能损伤情况。治疗前后 VAS 值比较相差显著（$P < 0.001$）GEPI 值也明显降低，提示场能疗法对肩周炎治疗有显著效果（表 3-30）。

表 3-30　场能治疗肩周炎的治疗结果

| 项　目 | 治疗前 | 治疗后 |
|---|---|---|
| VAS | $5.6143 \pm 0.4418$ | $3.3571 \pm 0.4500$ |
| GEPI | $0.3493 \pm 0.0024$ | $0.1957 \pm 0.0029$ |

5.　**肢体痛**　包括颈椎病、肩关节周围炎引起的肩臂痛。腰椎骨质增生、椎间盘脱出等引起的腰腿痛，还有膝关节的骨质增生、半月板病变、韧带和风湿性关节炎引起的膝关节痛，还有跟骨骨质增生引起跟骨骨刺痛，用场能治疗仪均有好的疗效。

上海市第一人民医院陈文华等报道用场能治疗仪治 30 例肢体痛患者，除疼痛部位采取不同姿势（坐位或仰卧位）治疗以外，还在疼痛部位（阿是穴）采用场能电子笔进行治疗，经治疗后，临床治愈 10 例，显效 18 例，有效 1 例，无效 1 例，总痊愈率 33.3%，显效率 93.3%，有效率达 96.7%（表 3-31）。

表 3-31　场能治疗仪对疼痛的疗效

| 病种 | n | 痊愈 | 显效 | 有效 | 平均疗效 | 痊愈率 | 显效率 | 有效率 |
|---|---|---|---|---|---|---|---|---|
| 肩（颈）（臂） | 11 | 3 | 8 | | 9.2 | 27% | 100% | 100% |
| 疼痛腰腿痛 | 14 | 5 | 7 | 1 | 10 | 35.7% | 85.7% | 92.9% |
| 膝（髋）关节痛 | 4 | 2 | 2 | | 10.8 | 50% | 50% | 100% |
| 跟骨骨刺疼痛 | 1 | | 1 | | 20 | 0 | 100% | 100% |
| 总计 | 30 | 10 | 18 | 1 | 12.5 | 33.3% | 93.3% | 96.7% |

# 十二、失眠

失眠是指睡眠时间少，睡眠质量差，最常见的是入睡难。中途醒和早醒，醒后感到身体软弱无力，疲劳未解除；自觉精神不佳，头脑昏沉，反应迟钝，健忘等。这主要是人体生物钟紊乱的结果。

【预防】许多失眠者，不是首先找出失眠原因，对因防治，而是失眠就用催眠药也是失眠者的误区之一。服用催眠药的原则有两句话：一是"能不用就尽量不用"，实在不行就"交替使用"，以便减少其不良反应和耐药性、成瘾性，避免长期应用引起肝、肾损害，骨髓抑制等。

（1）按时睡眠，保持与自身生物钟的同步性。

（2）定时适量运动：一方面可以调节白天的心理压力，身心放松，运动有益心、脑血液循环的改善，增进睡眠。

（3）睡前避免过度兴奋的刺激：不要看惊险的电视剧，勿饮用容易引起兴奋的茶、咖啡、酒等饮料。

（4）安静舒适的睡眠环境：卧室要宁静、温暖、舒适；床、被褥、枕头均要适宜。

（5）睡眠更重要的是要在入睡前抛开清醒时的一切烦恼，洗个热水澡，听听音乐，使心情平静，以达到安稳入睡的目的。

**【场能疗法治疗】**场能疗法治疗失眠是一种有效的方法，它可以缩短睡眠的潜伏期，延长睡眠时间，改善睡眠质量，提高睡眠效率，改善白天的状态。在场能疗法治疗的病种中治疗失眠的报道的文章和例数最多，是值得推广的一种方法。

中山大学附属第一医院黄埔院区佘小梅等报道，将66例患者随机分为两组，每组33例，经统计学处理具有可比性。

对照组：给予常规药物，每晚睡前口服阿普唑仑0.4～0.8毫克，同时给予心理疏导及支持、睡眠卫生教育和放松疗法，与患者谈心，了解困扰患者的心理问题，并针对问题给予疏导和鼓励等。疗程连续2周。

治疗组：在对照治疗组的基础上进行场能治疗。每天1～2次，每次40分钟，15天为1个疗程。

两组患者治疗前后采用匹兹堡睡眠质量指数（PSQI）作为评价睡眠质量的工具。PSQI由23个项目构成，采用主观睡眠质量、入睡时间、睡眠时间、睡眠效率、睡眠障碍、日间功能6个指标。每个指标按0、1、2、3来记分，得分越高表示睡眠质量越差（表3-32）。采用Zung抑郁自评量表（SDS）和焦虑自评量表（SAS）评定两组患者治疗前后的抑郁和焦虑状态。

表 3-32　评定两组治疗前后 PSQI 各因子及 SAS/SDS 评分比较（$\bar{x} \pm s$）

| 项目 | 对照组（$n=33$） | | 实验组（$n=33$） | |
|------|--------------|--------------|--------------|--------------|
| | 对照组（$n=33$） | 对照组（$n=33$） | 治疗前 | 治疗后 |
| AS 评分 | 53.6±12.32 | 39357±9.10 ★ | 55.87±12.24 | 21.41+6.64 △ |
| SDS 评分 | 56.91±12.83 | 46.53±8.00 ★ | 55.56±11.21 | 41.1+5.21 △ |
| 睡眠质量 | 2.7±0.9 | 1.9±0.6 ★ | 2.6±.07 | 1.2±0.5 △ |
| 入睡时间 | 2.6±0.8 | 1.8+0.9 ★ | 2.6+0.7 | 1.2+0.5 △ |
| 睡眠时间 | 2.7+0.8 | 1.4+0.7 ★ | 2.6+0.6 | 0.6±0.6 △ |
| 睡眠效率 | 2.6±0.6 | 1.6±0.7 ★ | 2.7±0.8 | 0.9±0.4 △ |
| 睡眠障碍 | 2.2±1.0 | 1.4±0.8 ★ | 2.3±0.1 | 0.5±0.6 △ |
| 催眠药物 | 1.8±1.1 | 2.6±0.9 ★ | 1.6±1.0 | 0.3±0.1 △ |
| 日间功能 | 2.5±1.3 | 2.0±1.0 ★ | 2.4±1.0 | 0.9±0.5 |

注：★.组内治疗后与治疗前比较，$P < 0.05$，△.治疗后两组间比较 $P < 0.05$

治疗后，两组患者 PSQI 各因子评分和总分及 SAS/SDS 评分均有不同程度改善。场能治疗组明显优于对照组（$P < 0.05$）。

陕西省人民医院康复医学科杨俊生等使用中低频场能治疗仪治疗 35 名失眠患者，每天 1 次，每次 30 分钟，20 天为 1 个疗程。

1. 诊断标准症状

（1）睡眠障碍：包括难以入睡，久不能眠或间断多醒，整夜多梦，似睡非睡或早醒，醒后不能再入睡或通宵难眠。

（2）上述睡眠障碍每周至少发生 3 次，并持续 2 周以上。

（3）白天出现精神疲乏不振或头晕头胀、心慌心烦等症状，影响工作、学习和社会活动。

（4）非躯体疾病或其他精神疾病的并发症状。

2. SPIEGEL 失眠症临床观察量表积分　按国际通用

SPIEGEL 量表所包含的入睡时间、总睡眠时间、夜醒次数、睡眠深度、做梦情况及醒后感觉等 6 项内容来检测评分，≥ 12 分为轻度失眠症；≥ 18 分为中度失眠症；≥ 24 分为重度失眠症。

3. 有效性评价

（1）临床治愈：症状完全或基本消失，和（或）SPIEGEL 量表减分率≥ 80%，和（或）SPIEGEL 量表分值< 12 分。

（2）显效：症状基本消失，和（或）SPIEGEL 量表减分率≥ 50%，和（或）SPIEGEL 量表分值由 24 分以上减为≥ 12 分< 18 分。

（3）有效：症状有改善或部分症状改善，和（或）SPIEGEL 量表减分率≥ 30%，和（或）SPIEGEL 量表分值由≥ 24 分减为≥ 18 分< 24 分。

（4）无效：症状无变化或加重，和（或）SPIEGEL 量表减分率< 30%。

4. 临床评价标准　按失眠症的评价标准分为临床治愈、显效、有效和无效四级标准评价治疗效果。

总有效率 =（1- 无效病例数）/ 总试验例数

总显效率 =（痊愈病例数 + 显效病例数）/ 总试验例数

5. 对照试验设计和统计学处理方法　以每一例患者治疗前和治疗后的治疗效果进行自身前后对照，所得结果应用 SPSS13.0 统计软件进行统计学处理。

卡方检验：不同病种疗效分析。

方差分析：观察中低频场能治疗仪对不同病种或不同病情以及不同年龄或性别等治疗效果有无差异（表 3-33，表 3-34）。

$P$ < 0.05 视为有显著性差异。

表 3-33　中低频场能治疗仪治疗失眠症临床治疗效果（一）

| | 分级 | 例数 | 临床治愈 | 显效 | 有效 | 无效 | 总显效率 | 总有效率 |
|---|---|---|---|---|---|---|---|---|
| 失眠症 | 轻度 | 4 | 4 | 0 | 0 | 0 | 100% | 100% |
| （32例） | 中度 | 12 | 8 | 0 | 4 | 0 | 66.7% | 100% |
| | 重度 | 16 | 6 | 2 | 6 | 2 | 50% | 87.5% |

经卡方检验，轻度失眠症的总显效率较其他组明显增高，失眠症各分级之间的总有效率均无显著性差异。

表 3-34　中低频场能治疗仪治疗失眠症临床治疗效果（二）

| | 分级 | 例数 | 减分率 %（Mean±SD） |
|---|---|---|---|
| 失眠症 | 轻度 | 4 | 71.2±29.9 |
| （32 例） | 中度 | 12 | 47.5±30.9 |
| | 重度 | 16 | 40.6±30.9 |

方差齐性检验，$F > 0.05$，各组间方差相等。

经方差分析，HPT2018-Ⅲ型中低频场能治疗仪对轻、中、重度失眠症患者疗效之间无显著性差异。

庐江县人民医院徐善恒等报道用场能疗法治疗 35 名失眠患者，每天 1 次，每次 30 分钟，20 天为 1 个疗程，治疗前后用匹兹堡睡眠质量指数（PSQI）进行评定。

治疗后睡眠指标"很差"和"不好"的百分率变化：总体睡眠质量由 88.6% 变为 8.6%；睡眠持续性由 80.0% 变为 17.1%；睡眠效率由 71.4% 变为 14.3%；睡眠紊乱由 25% 变为 0；白天功能由 85.7% 变为 25.7%（表 3-35）；各指标治疗前后的差异有统计学意义（$P < 0.01$）。

表 3-35 治疗前后睡眠状态的变化（*n*=35）

| | | 很差（I）★ | 不好（J）★ | 尚好 | 非常好 | I+J 的 % |
|---|---|---|---|---|---|---|
| 总睡眠质量 | 治疗前 | 6 | 25 | 4 | 0 | 88.6 |
| | 治疗后 | 0 | 3 | 22 | 10 | 8.6 |
| 睡眠持续性 | 治疗前 | 15 | 13 | 6 | 1 | 80.0 |
| | 治疗后 | 3 | 3 | 22 | 7 | 17.1 |
| 睡眠效率 | 治疗前 | 14 | 11 | 7 | 3 | 71.4 |
| | 治疗后 | 4 | 1 | 11 | 19 | 14.3 |
| 睡眠紊乱 | 治疗前 | 0 | 9 | 25 | 1 | 25.7 |
| | 治疗后 | 0 | 0 | 27 | 8 | 0 |
| 白天功能 | 治疗前 | 15 | 15 | 3 | 2 | 85.7 |
| | 治疗后 | 1 | 8 | 18 | 8 | 25.7 |

注：★为此例数表示

睡眠时间变化（表 3-36）：实际睡眠时间＜7 小时的百分率由治疗前的 82.9% 变为治疗后 34.3%（*P*＜0.01）。

表 3-36 治疗前后实际睡眠时间变化（*n*=35）

| 实际睡眠时间 | ＜7 小时 | ＞7 小时 | 减少 | 无变化 | ＜7 小时的 % |
|---|---|---|---|---|---|
| 治疗前 | 29 | 6 | | | 82.9 |
| 治疗后 | 12 | 18 | 1 | 4 | 34.3 |

治疗前后睡眠潜伏期的变化（表 3-37）：睡眠潜伏期＞30 分钟患者的比例由治疗前的 94.3% 降为治疗后的 40.0%（*P*＜0.01）。

表3-37　治疗前后睡眠潜伏期的变化（*n*=35）

| 睡眠潜伏期 | ≥ 30 分钟 | < 30 分钟 | 无变化 | ≥ 30 分钟的 % |
|---|---|---|---|---|
| 治疗前 | 33 | 2 | | 94.3 |
| 治疗后 | 14 | 16 | 5 | 40.0 |

PSQI 因子分数治疗前后改变（表3-38）：PSQI 分数治疗后明显下降（*P* 值均＜ 0.001）。

表3-38　治疗前后 PSQI 因子分数的比较（*n*=35）

| | 治疗前 | 治疗后 | t | P |
|---|---|---|---|---|
| 主观睡眠质量 | 2.06±0.54 | 0.80±0.59 | 11.32 | ＜ 0.001 |
| 睡眠潜伏期 | 2.11±0.90 | 0.97±0.92 | 7.16 | ＜ 0.001 |
| 睡眠持续性 | 2.03±0.91 | 1.13±0.81 | 7.18 | ＜ 0.001 |
| 睡眠效率 | 1.72±1.20 | 0.69±1.03 | 5.2 | ＜ 0.001 |
| 睡眠紊乱 | 1.23±0.49 | 0.74±0.44 | 5.11 | ＜ 0.001 |
| 使用催眠药物 | 0.88±1.20 | 0.24±0.09 | 4.11 | ＜ 0.001 |
| 白天功能 | 2.23±0.84 | 1.06±0.76 | 7.26 | ＜ 0.001 |

深圳市南山人民医院张敏等报道场能治疗慢性疼痛继发失眠 136 例，其中包括慢性非器质性疼痛中的颈肩痛 46 例，胸背痛 23 例，腰腿痛 43 例，血清阴性脊椎关节炎 6 例，全身多处软组织痛 18 例，这些患者持续疼痛均达 6 个月以上，每周不少于 5 天，每天发作时间不少于 4 小时。

将 136 例患者随机分为对照组和场能组，每组 68 例。对照组：舒乐安定每次 1mg，每日 1 次。每晚睡前 20～30 分钟服用。同时在疼痛区进行超短波和中频电治疗，每日 1 次，14 次为 1 个疗程。场能疗法治疗组：采用场能疗法治疗仪进行治疗，每日 1 次，每次 20～30 分钟。14 天为 1 个疗程。再根据疼痛部位取不同的经络穴位局部点穴，点穴刺激强度因人而宜，每次选穴 3～4 个，每次每穴点刺 5 下。

疼痛的评分用视觉模拟尺进行模拟评分（VAS），睡眠情况则按照匹兹堡睡眠质量指数（PSQI）作为评价睡眠的工具。对照组（A 组）和治疗组（B 组）治疗前进行 VAS 评分和 PSQI 各指标均无显著差别（$P > 0.05$）。治疗后 2 周，A 组及 B 组 VAS 评分均较治疗前明显降低（$P < 0.05$），B 组改善程度优于 A 组，差异有显著性（$P < 0.05$），治疗前后匹兹堡睡眠质量指数（PSQI）的各项指标（表 3-39）也均明显优于对照组（$P < 0.05$）。

表 3-39　两组患者治疗前后 VAS 评分及 PSQI 因子分比较（$\bar{x} \pm s$）

| 项目 | A 组（$n=67$） | | | B 组（$n=68$） | | |
|---|---|---|---|---|---|---|
| | 治疗前 | 治疗后 | 差值 | 治疗前 | 治疗后 | 差值 |
| VAS 评分 | 7.4±2.1 | 4.6±2.3 | 2.5±1.9 | 7.5±2.9 | 2.7±1.4[△][★] | 4.9±2.4 |
| 睡眠质量 | 2.6±0.9 | 1.8±0.6 | 0.8±0.3 | 2.5±0.7 | 1.0±0.5[△][★] | 1.6±0.4 |
| 入睡时间 | 2.5±0.8 | 1.9±0.9 | 0.6±0.4 | 2.6±0.7 | 1.2±0.8[△][★] | 1.5±0.9 |
| 睡眠时间 | 2.7±0.8 | 1.3±0.7[★] | 1.3±0.5 | 2.7±0.5 | 0.5±0.4[△][★] | 2.3±0.8 |
| 睡眠效率 | 2.5±0.6 | 1.5±0.7[★] | 1.1±0.5 | 2.6±0.9 | 0.8±0.3[△][★] | 1.8±0.7 |
| 睡眠障碍 | 2.2±1.0 | 1.4±0.8[★] | 0.7±0.6 | 2.3±1.1 | 0.5±0.6[△][★] | 1.9±0.9 |
| 催眠药物 | 1.9±1.1 | 2.7±0.8[★] | 0.7±0.6 | 1.7±1.0 | 0.2±0.1[△][★] | 1.6±0.6 |
| 日间功能 | 2.5±1.3 | 2.1±1.0 | 0.2±0.4 | 2.3±1.0 | 0.9±0.6[△][★] | 1.5±0.8 |

注：[★]. 与治疗前比较，$P < 0.05$；[△]. 与 A 组比较 $P < 0.05$

作者还对两组治疗不良反应发生情况进行了比较（表 3-40）。

表 3-40　两组治疗不良反应发生情况比较（例数 %）

| 不良反应 | A 组（*n*=66） | B 组（*n*=66） |
|---|---|---|
| 头晕头痛 | 14（20.9） | 1（1.5） |
| 便秘 | 6（9.0） | 0（0） |
| 口干 | 2（3.0） | 0（0） |
| 恶心 | 3（4.5） | 0（0） |
| 困倦嗜睡 | 8（11.9） | 1（1.5） |
| 合计 | 33（49.3） | 2（3.0） |

注：A 组为药物治疗组，B 组为物理治疗仪治疗组。A 组与 B 组比较 $P < 0.001$

传统治疗睡眠障碍使用的镇静催眠类药物，是通过麻醉中枢神经系统来促进或延长睡眠的，不能调整人体生物钟，效果不理想，且不良反应多，如成瘾性、顺行性健忘、头晕、乏力等。治疗失眠的物理治疗仪常用的有声光大脑调节仪、低频磁场诱导仪、脑电生物反同步仪等。

场能治疗仪同样是一种物理疗法，因无成瘾性、反跳性及其他的不良反应，是较理想及有前途的一种治疗方法，关于场能治疗失眠，临床报道比较多，如毛玉瑢、张琴、樊玉杰、陈蕊心等人都有报道，疗效均为 90% 左右。

# 十三、糖尿病

## 【概述】

1. **正常人血糖稳定**　人体内糖的种类有很多，血糖是指血液中的葡萄糖，以毫摩 / 升（mmol/L）表示。

正常人血糖处于动态平衡之中，空腹血糖一般在 3.3～6.1mmol/L，餐后 2 小时血糖在 3.3～7.8mmol/L。

为什么血糖是动态平衡呢？主要由于血糖的来源（如食物

消化、吸收、肝内储存糖原的分解，脂肪和蛋白质的转化）和血糖的转化（如血糖转化为能量；转化糖原储存于肝、肾和肌肉之中；转化成脂肪加以储存）是平衡的，它们是通过神经和内分泌系统等重要器官加以调节，以保持血糖的平衡。

2. 糖尿病是中老年人常见病　是与体质因素、病毒感染、自身免疫、饮食因素、不良情绪等多种不同病因相关的体内胰岛素缺乏或作用减低所致的一组内分泌代谢性疾病。

糖尿病不是一种独立的疾病，而是多种不同病因所致的一组疾病。

3. 药物治疗　如饮食和运动均不能使血糖降到正常时，则可以采用药物治疗，目前常用的降糖药有两类，即双胍类和磺脲类。

（1）双胍类降糖药：主要是减低食欲，减少糖的吸收，比较适合较胖者服用，降糖作用属中等。常用二甲双胍（降糖片）和苯乙双胍（降糖灵）两种，其中降糖片的不良反应更小，主要不良反应是易诱发乳酸性酸中毒，偶有消化道反应（如食欲下降、恶心、呕吐、口干、腹胀、腹泻等）症状，故一般饭后服。

（2）磺酰脲类降糖药：主要作用是刺激胰岛素分泌，降糖作用为中等偏强，此类药物种类很多，有长效、短效者，其中长效的优降糖作用最强，作用时间长，易引起低血糖，对年老体弱者，肝肾功能不良者不宜用。这些人则可以用糖适平，其作用时间短，只有 5% 从肾排出，大部分在胆汁排泄，很少出现低血糖反应，这类药的不良反应有恶心、皮疹、白细胞和血小板减少等，宜餐前 10～30 分钟服用。

以上药物可以联合使用，以降低血糖，提高疗效。胰岛素注射是最好的治疗，它可以使患者的病情得到最好控制，使糖、蛋白质、脂肪、水、盐和酸碱代谢平衡维持正常，防止或延缓并发症的发生和发展。

（3）胰岛素：1 型糖尿病必须用胰岛素，否则易引起酮症酸中毒，危及生命。

2 型糖尿病主要是控制血糖，如血糖控制好了，可以逐渐减少胰岛素的用量，有的患者甚至可以完全停用胰岛素。

现常用的诺和灵 50R、30R 笔芯是预先混合型的生物合成人胰岛素。含 30% 可溶性胰岛素和 70% 低精蛋白锌胰岛素混悬液，与人体产生的胰岛素结构完整一致并具单组份纯度。皮下注射后，30 分钟开始起作用，药效持续时间为 2～8 小时，由于血糖波动，剂量应按医师指示调整治疗，笔芯内胰岛素在常温下可使用 1 个月，不用时可放置 2～8℃的冰箱内，避免阳光直射或剧冷剧热。

4. **场能疗法治疗**　人在高压交变电场中对身体的影响很复杂，主要是在高压交变电场作用下体内离子或带电质点发生位移和再分配，活跃人体血液中蛋白质和细胞，改善血液循环；另一作用是使空气电离产生负离子，对人体的自主神经系统具有调节作用。

治疗糖尿病的机制为在高压交变电场作用下血糖的衍化加速，其次改善了糖尿病患者的微循环而产生治疗作用。

微循环障碍是糖尿病患者的病理改变，也就是糖尿病患者产生严重合并症的基础。

其微循环障碍表现微血管基膜增厚，经测定证实为糖蛋白的堆积，另有微血管内皮增生等病变，常使微血管发生异常扭曲、打结或有微血管瘤形成，致使血管通透性增加，脆性增加，加上血液黏滞度增加，血液纤维蛋白增加，红细胞变形能力差，高脂血症等加重了糖尿病微循环灌注和缺氧，这些将加重组织的损害。

人体置于高压交变电场内引起离子和带电复合物的改变，血液 pH 的碱性倾向，中和了由于组织、细胞缺氧性代谢障碍所呈现的血液 pH 的酸性倾向，离子的位移和血清蛋白质组合的改变，可以降低血液黏稠度，抑制血小板和红细胞的聚集，增加红细胞的变形能力，改善机体组织、细胞的缺血、缺氧状态。

张俊杰报道用场能疗法治疗 31 例糖尿病患者，证明它可以降低血糖，由（9.528±0.789）mmol/L（明显高于正常范围）下降为（5.824±0.586）mmol/L（$P < 0.01$），同时，有指、趾、唇、舌局部麻木感的 6 例病人症状明显减轻和消失。

笔者还对 31 例糖尿病患者进行甲皱微循环观察，用"甲皱微循环加权积分法"进行治疗前后观测。本组糖尿病患者微循环障碍最明显的是微循环血流速度减慢和红细胞聚集，积分值最高，其次为乳头变浅，乳头下静脉丛增加，襻顶出血及管襻形态异常等项；2 例病人管襻内出现白色微小血栓，本组患者甲皱微循环的综合积分为 4.694±0.301，属中度异常。

经 1 个疗程的场能疗法治疗以后，糖尿病患者的甲皱微循环获得改善，其中红细胞解聚最明显。本组病人甲皱微循环的红细胞聚集现象积分值最高，为 0.948±0.114；经治疗后降至 0.571±0.095（$P < 0.01$）。其次为管襻内血流速度明显增加，积分值由治疗前的 1.094±0.049 降至 0.810±0.076（$P < 0.05$）。2 例患者管襻内发现的白色微小血栓，治疗后完全消失。本组患者甲皱微循环管襻有一定数目的交叉和畸形，但治疗后管襻的这种形态特点改变不大，仅管径大小有所调整，无统计学意义，经治疗后，甲皱管襻出血吸收，乳头下静脉丛减少，乳头波纹化亦无统计学意义。

1 个疗程的场能疗法治疗后，甲皱微循环的综合积分由

4.697±0.301 下降至 3.142±0.342（$P < 0.001$），已属于轻度异常。表明甲皱微循环明显改善，微循环的血液流态改善最为明显，其次是微循环的形态和襻周状态（表3-41）。

场能疗法治疗糖尿病，微循环的改善和血糖的下降相一致的。

表 3-41　场能疗法对糖尿病患者甲皱微循环的影响

| 观察项目 | 治疗前 | 治疗后 |
| --- | --- | --- |
| 清晰度 | 0.042±0.022 | 0.029±0.021 |
| 管襻数 | 0.090±0.044 | 0.065±0.042 |
| 输入支 | 0.209±0.043 | 0.652±0.384 |
| 输出支 | 0.110±0.219 | 0.077±0.019 |
| 襻顶 | 0.110±0.219 | 0.087±0.022 |
| 管长 | 0.084±0.042 | 0.032±0.026 |
| 交叉 | 0.135±0.043 | 0.135±0.043 |
| 畸形 | 0.219±0.049 | 0.206±0.049 |
| 流速 | 1.094±0.049 | 0.810±0.076 |
| 血管运动性 | 0.113±0.025 | 0.097±0.024 |
| 红细胞聚集 | 0.948±0.114 | 0.571±0.095 |
| 白细胞计数 | 0.013±0.009 | 0.013±0.009 |
| 白色微小血栓 | 0.161±0.115 | 0 |
| 血色 | 0.216±0.013 | 0.184±0.020 |
| 周围渗出 | 0.145±0.107 | 0.097±0.067 |
| 出血 | 0.307±0.106 | 0.026±0.026 |
| 乳头下神经丛 | 0.329±0.128 | 0.239±0.098 |
| 乳头 | 0.313±0.053 | 0.242±0.046 |
| 汗腺导管 $\sum$（A×B） | 0.081±0.027 | 0.061±0.032 |
| 总积分 | 4.719±1.427 | 3.623±1.099 |

从以上测试结果表明场能疗法确实抑制了微循环内的红细胞聚集，加快了血流速度，消除了微血管内的白色微小血栓，调整了微循环的形态，改善了微血管周围的缺血状态。利用加权积分法测定治疗前后的甲皱微循环表明微循环障碍的程度明显轻于治疗前。这些结果为场能治疗改善微循环的程度提供了强有力的佐证。

由于胰腺微循环改善，缺血、缺氧状态缓解，胰腺细胞分泌胰岛素的能力和释放速度增强，靶细胞膜上胰岛素受体的数量和质量增强，胰岛素的外周阻力降低，促进了胰岛素降低血糖的生物效应，这些因素也强化了血糖的降低。

## 十四、功能性便秘

便秘是一个临床常见的症状，表现为粪便秘干结，排便困难，粪便重量和次数减少，通常以排便频率减少为主，一般为每日排便 1～2 次或 1～2 天 / 次（60%），粪便多为成型或软便，少数健康人排便次数可达 1 日 3 次（30%，或 3 天 1 次 10%），如果每 2～3 天或更长时间排便一次（或每周 < 3 次），即为便秘。如果引起便秘没有没有器质性病变，则称为功能性便秘或称为单纯性便秘、习惯性便秘或特发性便秘等。

【治疗】功能性便秘，应当采取综合治疗、整体治疗，根本的治疗在于去除病因，应建立合理的饮食和生活习惯，如多吃含纤维素多的蔬菜和水果，适当吃一些粗粮、油脂类食物、凉开水和蜂蜜均有利于便秘的预防和治疗。

生活上劳逸结合，适当运动，特别是腹肌锻炼，更有利于胃肠蠕动，养成定时排便的习惯，不长期乱服泻药。

临床治疗广泛采用常规导泻剂，虽然有效，但长期应用有不同程度的不良反应，如干扰肠道正常活动和吸收，降低肠壁感受细胞的应激性等，造成病人对药物的依赖性长期使用，造成便秘与用药的恶性循环，而场能治疗则可以避免以上弊端，突破了以泻治秘的常规疗法，取得满意的效果，在总便次数、软便次数的增加及无便日、硬便次数、排便时间减少的五项指标上，无论是治疗期还是停疗期均较常规导泻法有显著性差异（$P < 0.01$），见表 3-42。

表 3-42　两组患者临床疗效统计（例 %）

| 组别 | 例数 | 显效 | 有效 | 总有效率 % |
|------|------|------|------|-----------|
| 综合组 | 30 | 17（56.7%） | 11（36.7%） | 92.5 |
| 药物组 | 30 | 10（33.3%） | 12（26.7%） | 73.3 |

$\chi^2=4.32$；$P < 0.05$

西沙必利是促结肠动力较理想的药物，但价格及不良反应使该药使用和效果受的一定限制，场能治疗仪是近年来颇受患者推崇的一种治疗功能性便秘的仪器。

广西南宁明园饭店罗珺报道用场能治疗仪治疗功能性便秘 49 例，取得满意的效果。

笔者采用自身前后对照法观察。即同一患者以前后不同的治疗方法划分为对照组和治疗组。对照组用常规导泻法，如牛黄解毒片、番泻叶、果导、便塞停、新结宁、中草药、开塞露等。而治疗组则采用场能治疗仪进行治疗。

患者对照期、治疗期、停疗期三个阶段对比，每个阶段观察 10 天，三个阶段互相连接，共 30 天。对照组沿用常规导泻法，治疗期以场能疗法治疗，停疗期不用任何通便方法和药物。两组比较，对照组显效 27 例，有效 16 例，无效 6 例，总有效率 87.76%，治疗组则分别为 39 例、7 例、3 例，总有效率 93.88%，经统计学处理，两组疗效有显著性差异（$\chi^2=6.7$，0.01

$< P < 0.05$)。

笔者对五项指标对比，五项指标分对照期与治疗期，治疗期与停疗期，对照期与停疗期进行对比，结果见下表，经统计学处理，对照期与治疗期五项指标均有非常显著性差异（$P < 0.01$），说明治疗期疗效优于对照组；对照组与停疗期五项指标均有非常显著性差异（$P < 0.01$），治疗期与停疗期五项指标均无显著性差异（$P > 0.05$），这两种情况均说明即使停止治疗，也可保持较好的效果（表 3-43）。

表 3-43　观察指标的自身对比

| 项目 | 对照组 | 治疗组 | 停疗期 |
|---|---|---|---|
| 总便次数 | $4.50 \pm 2.92$ | $8.63 \pm 4.2$ | $8.00 \pm 3.88$ |
| 无便日 | $5.5 \pm 2.92$ | $2.44 \pm 2.62$ | $2.75 \pm 2.87$ |
| 硬便次数 | $3.00 \pm 3.78$ | $1.19 \pm 1.25$ | $0.93 \pm 1.26$ |
| 软便次数 | $1.5 \pm 1.86$ | $7.44 \pm 4.62$ | $7.06 \pm 4.51$ |
| 排便时间（分/次） | $15.31 \pm 1.86$ | $7.25 \pm 6.43$ | $10.06 \pm 8.41$ |

随访：对显效的 20 例患者进行随访 6 个月以上，有 17 例无发，大便通畅。

笔者认为场能疗法治疗功能性便秘稳定安全，无痛苦操作简便，病人易于接受，且停止治疗期间仍能维持满意的效果，在临床上有一定的应用价值。

成都第二人民医院罗伦等也报道用场能疗法治疗 30 例功能性便秘，其中显效 20 例，有效 8 例，无效 2 例，显效率 67%，有效率 27%，总有效率 94%。

## 十五、颈椎病

颈椎病是颈椎椎间盘变性引起的一种退行性关节病。多因颈、胸神经根受压，表现为向下放射到臂部的感觉异常。老年期的椎间盘，其髓核几乎变为胶原样结构，椎间盘的弹性减退不能吸收震荡，而且椎间隙变狭窄，如果随着年龄增长发生退行性变化属于生理性改变，但如果超过生理范围则成为病理性变化。

【治疗】

1. 一般治疗　适当限制颈部活动，使颈部休息，多数症状能减轻。疼痛轻者用软围领，疼痛剧烈者需用颈支架来保护。颌枕带间断颈牵引，能消除肌紧张，解除神经受压，缓解疼痛，但有时牵引反而使症状加重，这时可配合外科治疗，使症状减轻、消退。配合肌肉锻炼可以防止肌肉萎缩，增强肌力，按摩也可以取得好的效果。针灸，药物，封闭治疗均有一定效果。非手术治疗无效者，可行手术治疗。

2. 场能疗法治疗颈椎病　吉林大学第一医院任丽娟等利用氪光低周波、场能电子笔、牵引联合治疗神经根型颈椎病，将270例患者分为3组。治疗组（1）90例采用颈椎牵引加上氪光低周波治疗；治疗组（2）90例，采用颈椎牵引加上氪光低周波治疗加上场能电子笔治疗，电压为3000V，治疗15分钟刺激受压神经根部、大椎、肩井、天髎、肩前、肩后、肩贞、巨骨、肩髃、外关、合谷等穴位和足穴，每个穴位点刺30～60秒。对照组90例采用颈椎牵引加上微波治疗。

以上治疗每天1次，每个疗程为15次。治疗结果见表3-44。

表 3-44    治疗结果比较

| 分组 | 总例数 | 临床治愈 | 有效 | 无效 | 总有效率（%） |
|---|---|---|---|---|---|
| 治疗组（1） | 90 | 30 | 45 | 15 | 83.3 |
| 治疗组（2） | 90 | 45 | 39 | 6 | 93.3 |
| 对照组 | 90 | 20 | 43 | 27 | 70 |

治疗组（1）与对照组总有效率比较 $P < 0.05$，治疗组（2）与治疗组（1）总有效率比较 $P < 0.05$。

从以上 3 组治疗比较来看，加场能疗法治疗的效果最佳，主要是因为在场能治疗下，血流速度加快，供血量增加，促进了血液循环，改善细胞营养，加强新陈代谢，增强机体功能，电子笔点刺可引起局部组织、细胞物质运动，使细胞受到细微的按摩，组织界面温度上升，增强生物膜的弥散能力，改善膜电位，增加了离子的通透性，促进炎症吸收和组织修复。此外，还可疏通经络，调畅气血，收到治疗效果。

上海市第一人民医院林玉平等报道，用场能疗法治疗 32 例颈椎病眩晕和神经衰弱患者，其疗效显著。

32 例均是临床治疗无明显疗效的患者，临床主要表现为头晕、头痛、恶心呕吐、颈部板滞，耳鸣健忘，失眠，多梦，便秘，心悸。其中有 15 例为颈动脉型颈椎病，均经 CT 和 MRI 检查确诊，凡头晕患者治疗前后均做脑血流图（TCD）或局部脑血流量检测（R-CBF）。

场能疗法全身治疗每次 15～30 分钟，个别 60 分钟，而电子笔穴位点刺治疗每次 1～2 分钟，每日 1 次，10 天为 1 个疗程。连续治疗 2～6 个疗程。

治疗结果：32 例中显效 11 例，好转 16 例，无效 5 例，显效率为 34%，有效率为 84%。32 例中进行 TCD 和 RCBF 检查，测定颈总动脉每搏量（Sr）、每分搏出量（CO）及双侧颈总动脉血流量，治疗后其血流量均有显效增加，$P < 0.01$（表3-45）。

表 3-45　治疗前后颈总动脉血流量变化

| | 项目 | 治疗前 | 治疗后 |
|---|---|---|---|
| 左颈总动脉 | Sr（ml/s） | 6.3±3.0 | 11.5±5.2 |
| | CO（ml/min） | 451±178 | 815±396 |
| 右颈总动脉 | Sr（ml/s） | 5.8±0.7 | 11.1±5.4 |
| | CO（ml/min） | 458±215 | 779±313 |
| 双侧颈总动脉 | CO（ml/min） | 907±332 | 1 608±682 |

西安市中心医院曹秦宁等报道用高压低频电场于颈部牵引对颈椎病治疗80例颈椎病，另外80例做对照组用直流电导入配合牵引治疗（表3-46，表3-47）。

表 3-46　两组患者疗效情况

| 组别 | 年龄 | 痊愈 | 显效 | 有效 | 无效 | 有效率（%） |
|---|---|---|---|---|---|---|
| 治疗组 | 80 | 40 | 20 | 16 | 4 | 95 |
| 对照组 | 80 | 24 | 14 | 18 | 24 | 70 |

注：$\chi^2$=17.32，$P < 0.005$

表 3-47　两组患者不同类型颈椎病疗效情况

| 类型 | 治疗组 | | | 对照组 | | |
|---|---|---|---|---|---|---|
| | 痊愈 | 有效 | 有效率（%） | 痊愈 | 有效 | 有效率（%） |
| 神经根型 | 20 | 16 | 100 | 6 | 12 | 56.2 |
| 椎动脉型 | 8 | 6 | 87.5 | 10 | 4 | 77.8 |
| 交感神经型 | 10 | 8 | 100 | 0 | 2 | 11.1 |
| 混合型 | 6 | 2 | 80 | 4 | 6 | 83.3 |

患者治疗时除用坐垫 9kV 治疗 30 分钟 / 次，点状电子笔用 3kV 于后溪穴、申脉穴、阳陵泉穴，10～15 分钟 / 次，1 次 / 日，15～20 次 / 疗程，连续治疗 2 个疗程。

从研究看出直流电离导入比场能治疗颈椎病效果差。广州军区广州总医院陈耀平等报道来用场能加手法治疗 107 例患者，因颈椎病引起的眩晕，结果显效 98 例（91.6%），有效 7 例（6.5%），无效 2 例（1.9%）提示场能治疗结合手法牵引复位是一种理想治疗颈椎性眩晕的方法。

患者采用的手法是推拿手法，牵拉摇正复位法和颈椎悬吊复位法，然后采用场能治疗进行全身治疗，并用场能棒对风府、风池、大椎、天柱、肩井、肩中俞、巨骨、肩髃、曲池、合谷等处按摩，如为根部疼痛，加用夹脊穴，每次选 3～5 个穴位，每次 30 分钟，1 次 / 日，10 次为 1 个疗程，一般为 1～2 个疗程。

## 十六、风湿病

风湿病所涉及的范围很广泛，包括结缔组织病、脊柱关节病、退行性或代谢性骨关节病和感染性关节炎等。其临床症状与侵犯的部位不同而不同，最常见的引起风湿性关节疼痛、肿胀、僵硬等症状。风湿病在中医则属于"痹证"范畴，长期以来，临床用的多种理疗仪器，多为缓解局部疼痛，但无全身调节作用，特别是近年来发现风湿病和免疫有密切关系，河南中医院张云彬治疗前测定的红细胞沉降率，IgG、IgA、IgM 等项指标均高于正常值，所以，也证实了免疫和风湿病的关系。

河南省中医院张云彬报道用场能治疗仪对 30 例风湿病患者治疗，其中包括退行性骨关节病、颈椎病、类风湿关节炎、腰椎间盘突出症、肩周炎、骨坏死、强直性脊柱炎等。而 10 例则用中频电治疗作为对照。结果在症状的改善上，与对照组无明显差异，但对改善失眠、便秘、乏力则比对照组有好的效果，特别是在用场能疗法治疗后的风湿病患者，其红细胞沉降率、IgG、IgA、IgM 等项指标均有显著下降，与对照组比较有显著差别，$P < 0.05$，说明对免疫功能有调节作用，具有一定的全身调节作用。对于多关节病变，如类风湿关节炎、强直性脊柱炎均有良好效果（表 3-48，表 3-49）。

**表 3-48  观察组与对照组疗效比较（例）**

| 组别 | 例数 | 显著改善（%） | 改善（%） | 无效（%） | 总有效率(%) |
|------|------|------|------|------|------|
| 观察组（电位） | 30 | 7（23.3%） | 21（70%） | 2（6.7%） | 93.3% |
| 对照组（中频） | 10 | 2（20%） | 7（70%） | 1（10%） | 90% |

两组比较无显著差异性（$u=0.2688$，$P > 0.05$）

**表 3-49  观察组与对照组症状改善天数比较（$\bar{x} \pm s$）**

| 组别 | 例数 | 肿胀 | 疼痛 | 失眠 | 便秘 | 乏力 |
|------|------|------|------|------|------|------|
| 观察组 | 30 | 24.47±6.5 | 23.22±5.1 | 11.76±3.3 | 13.41±3.6 | 16.32±4.5 |
| 对照组 | 10 | 28.41±8.3 | 25.38±7.8 | | | |

两组比较，在肿胀和疼痛方面无显著差异（$P > 0.05$）但在失眠、便秘和乏力等症状，观察组有疗效而对照组则无疗效。

表 3-50 显示，观察组在治疗前 ESR、IgG、IgA、IgM 等项指标均高于正常组，而治疗后，上述几项指标显著下降，治疗前后比较，$P < 0.05$。

表 3-50　治疗前后红细胞沉降率、血清免疫球蛋的变化（$\bar{x}\pm s$）

| 指标 | 治疗前 | 治疗后 | $t$ | $P$ |
|---|---|---|---|---|
| ESR | $31.22\pm6.1$ | $25.38\pm7.8$ | 3.230 | $< 0.05$ |
| IgG（mg/dl） | $1387.42\pm247.1$ | $1031.25\pm136.5$ | 6.911 | $< 0.05$ |
| IgA（mg/dl） | $273.5\pm76.3$ | $203.3\pm57.2$ | 4.032 | $< 0.05$ |
| IgM（mg/dl） | $179.4\pm67.8$ | $121.5\pm54.1$ | 3.656 | $< 0.05$ |

## 十七、腰椎间盘突出症

由损伤及退变引起的一种椎间盘病变，当椎间盘的纤维环破裂，中央部的髓核组织经裂隙挤出，连同后纵韧带一并向后侧方或后方突出，压迫邻近的神经根，引起周围组织的无菌性炎症，表现为腰痛及坐骨神经痛。此症可发生于脊柱的任何节段，多见于下腰段（腰$_{4\sim5}$及腰$_5$骶$_1$，占 90% 以上），其次为下颈段（颈$_{4\sim5}$、颈$_{6\sim7}$，占 1%～2%），亦可以发生于胸段，但较罕见。

【治疗】

1. 一般治疗　解除压迫，促进炎症消退。即使压迫未全部解除，只要炎症消退，坐骨神经症状亦可消除，获得痊愈。

2. 非手术治疗　绝对卧床休息 3 周，可进行经腰或骶管硬膜外注射法、推拿手法及牵引疗法。

3. 手术治疗　非手术疗法无效时，可考虑手术治疗。适合于初次犯病、非手术治疗无效者及屡次发作、症状较重、神经根或马尾障碍明显者。

4. 场能疗法治疗腰椎间盘突出　当腰椎间盘突出，用腰椎牵引、超短波和中频配合治疗腰椎间盘突出症，是一种有效方法。但治疗后进入恢复期，仍存在臀部和下肢酸痛、麻木、乏力感，且恢复缓慢。这是由于机械性压迫对血液循环的损害，其中静脉最易受损，静脉充血很快导致神经水肿，水肿对神经组织机构和功能的影响远比压迫本身更为严重，持续时间长，而且神经内膜水肿将导致神经组织的纤维化。

场能疗法治疗时的静电感应作用，可以改变机体细胞膜电位，在组织内产生微电流，使细胞更具活力，恢复更快。由于场能的极化作用，使偶极子从凌乱的排列变为有序排列，从而产生一系列的生物效应，加上空气离子流和臭氧的作用，对损伤血管恢复和水肿的消退、神经细胞的活化均有良好的治疗效果。

山东章岩等报道用场能疗法治疗腰椎间盘突出症恢复期患者 60 例，其中治愈 42 例（占 70%），显效 10 例（占 16.7%），治愈显效率为 86.7%，好转 7 例，无效 1 例。

## 十八、肩关节周围炎

肩关节周围炎是肩关节及周围的滑囊（如肩峰下滑囊）、肌腱（如冈上肌腱、肱二头肌长头肌及其腱鞘）、韧带等组织的变性疾病。特点是肩部自发性疼痛，肩关节的活动范围受限制，是自限性疾病，有自愈倾向，经过数月或 1 年以上的时间可自行恢复。确切病因不清楚。

广义的肩周炎为肩峰下滑囊炎、冈上肌腱病变、肱二头肌长头肌腱炎、喙肱韧带炎、肩锁关节炎、肩部纤维组织炎以及肩关节腔粘连性关节囊炎的总称。

肩周炎又称"冻结肩""凝肩""五十肩""漏肩风"。

**【治疗】**

1. 一般治疗

（1）物理治疗：包括超短波、微波、红外线、蜡疗、磁疗等。

（2）按摩：关节松解术和运动疗法（主动和被动）均是有益的治疗方法。

2. **场能疗法治疗肩关节周围炎**　由于场能疗法治疗可有效地改善局部血液循环，缓解肌肉痉挛，场能疗法治疗产生的空气负离子又可以大大降低大脑皮质和交感神经的兴奋性，在肩关节的痛点上，如肩峰下滑囊、肱二头肌长头、喙突、冈上肌附着点上用场能电子笔点刺，可引起局部组织、细胞内物质运动，使细胞受到细微按摩，组织界面温度上升，增强了细胞膜的弥漫过程，改善了膜电位，增强了离子胶体的通透性，故具有镇痛作用。

长海医院毕霞报道，用场能治疗 30 例肩关节周围炎患者，取得较好的效果。采用 VAS 评定患者疼痛程度，用 GEPI 评定肩关节功能损伤情况，治疗前后 VAS 值比较相差显著（$P < 0.001$），GEPI 值也明显降低，提示场能疗法治疗肩周炎有显著效果（表 3-51）。

**表 3-51　场能治疗肩周炎结果**

| 项目 | 治疗前 | 治疗后 |
|---|---|---|
| VAS | $5.6143 \pm 0.4418$ | $3.3571 \pm 0.4500$ |
| GEPI | $0.3493 \pm 0.0024$ | $0.1957 \pm 0.0029$ |

## 十九、高脂血症

1. **什么叫高脂血症**　高脂血症是指血脂代谢紊乱、脂肪代谢或转运异常，包括血浆总胆固醇和（或）三酰甘油水平过高，或血浆中高密度脂蛋白胆固醇水平过低。TC、TG 同时或单独高于正常值均为高脂血症。高 TC 血症和高 TG 均属于高脂血症，表现为单独高 TC 血症或单纯高 TG 血症，也可表现为高

TC 合并高 TG 混合性高脂血症。我国成年人血脂异常患病率为 18.6%，估计有 1.6 亿人血脂异常，这数字还在逐年增加。

美国从 1948 年历时 47 年，每两年一次对 6500 名体检观察证明：高血脂是冠心病的第一危险因素。

世界卫生组织欧洲降脂试验历时 8 年，试验总人数 10 803 人，观察结果：治疗组（口服降脂胶囊），血脂中胆固醇下降 7%～11%（平均 9%），冠心病发病率下降 6%；10 803 人 7 年随访显示 70%～90% 的动脉硬化消失，防止了动脉硬化，改善了心悸、气短、胸闷、头晕、头胀、四肢麻木等症状，进一步说明血脂升高是罪魁祸首。

赫尔辛基诊所对 23 531 位 40－60 岁患者进行降脂研究观察了 5 年，这 23 531 例病人中血清胆固醇与三酰甘油分别下降 80% 和 35%，冠心病病死率下降了 26%。

值得注意的是，欧美、日本从认识高脂血症的危害以后，采用降脂措施，使因心血管病病死率逐年下降。而我国由于生活水平不断提高，暴饮暴食造成血脂高、代谢紊乱，随之而来冠心病、脑血栓、高血压、糖尿病、痛风、肿瘤等慢性病发病率呈逐年增高趋势，然而人们高脂血症的危害认识不足。

2. 生活起居调理

（1）限制高脂肪食品：严格选择含胆固醇低的食品，减少动物性脂肪（如猪油、肥猪肉、黄油、肥羊、肥牛、肥鸭等）的摄入；高胆固醇的食物包括内脏、蛋黄、鱼子、鱿鱼、脑、脊髓；适当减少糖类的摄入，如少吃糖和甜食，特别是主食也要少吃。因为糖也可以转化为三酰甘油，每餐应只吃七八分饱，三餐饭应为均衡些，特别是晚餐，不宜吃得过饱，吃完就睡觉，能量最不易消耗出去，是造成血脂增高的重要一点。

（2）饮食要多样化：包括应该多吃粗粮，如小米、燕麦、豆类等。这些食品中纤维等含量高，具有降血脂的作用。蔬菜中含纤维素、无机盐和维生素较多，能降低三酰甘油，促进胆固醇的排泄。多吃蔬菜，特别是长纤维的菜（如芹菜、菠菜、油菜）。另外，病人也应当摄食低胆固醇食物，如瘦肉（鸭、鱼、鸡、猪、牛、羊）等，这些食品每100g食物仅有100mg左右的胆固醇。

（3）多食植物油、不吃动物油：植物油如橄榄油、玉米油、葵花子油、花生油、豆油、菜子油等，每天用量也不宜太多，每天20～30g，约为3匙油量。尽量以蒸、煮、凉拌为主，少吃煎炸食品，限制甜食。不能采用饥饿疗法，过度饥饿反而使体内脂肪加速分解，使血脂增高。

（4）运动：足够的活动量对中老年人来说是防治高脂血症的冠心病的重要因素，但要量力而行、循序渐进、坚持不懈、简便易行为原则。

（5）改变不良生活习惯：如戒烟限酒。烟中有尼古丁，使周围血管收缩和心肌应激性增加，引发血压上升、心绞痛发作。

（6）适当饮茶：茶中含有儿茶酸，可以增加血管柔韧性、弹性和渗透性，预防血管硬化。但多喝浓茶，使心率增快，对身体反而不利。

（7）其他：精神过度紧张、过度兴奋可引起血中胆固醇和三酰甘油含量增高。还应注意减肥，中心性肥胖更危险，以腰围为指标，男性＞90cm、女性＞80cm即诊断中心性肥胖。

3. 解决认识误区

（1）化验单血脂正常就安全：化验单血脂正常值是没有任何并发症的人。但是对于有患高血压、糖尿病、脑梗死者对血脂的水平会要求更严，其数值见前。

（2）不吃肥肉，血脂就可正常：我们吃的东西包括糖类、脂肪、蛋白质，这三大营养素是可以互相转化的。即使不吃肥肉，吃粮食（糖类）多了，同样可以转化为三酰甘油，使血脂增高。

（3）吃保健药品如鱼油和卵磷脂等能代替药物：这些保健品对血脂维持平衡有一定好处，但绝对不可代替药物治疗。高脂血症患者必须在医师的指导下，服用降脂药，使血脂保持平衡。

（4）没有症状，就没有高脂血症：大多数高脂血症患者没有症状，高脂血症对人体的损害是渐进的、隐蔽的，它使动脉粥样硬化，直到出现并发症才出现严重症状。所以，平时应经常检查血脂。如血脂升高（三酰甘油高）应引起足够重视，咨询医师治疗。

（5）高血脂症与肥胖有关：肥胖者常常伴有脂代谢的异常。身体越胖则血脂可能越高。苹果型（中心性肥胖）比鸭梨型肥胖更易得冠心病和糖尿病。所以肥胖病人一定要减肥。要膳食平衡、适当运动，以保证体重达到正常标准。

此外，高血压、糖尿病、冠心病、脑卒中等病经常和高血脂症同时相伴而生，所以治疗高脂血症时，同时要注意降压、降糖、降血黏度，以取得更好的治疗效果，防止和减少并发症的发生。

4. **药物治疗** 采用饮食疗法（以低脂低糖食物为主）无效时可适当加用一些降脂药物，临床常用主要有两类（他汀类和贝特类）。

（1）以降低血浆胆固醇为主的调脂药物：临床主要的是他汀类（HMG-CoA 还原酶抑制药）。常用的药物有洛伐他汀、辛伐他汀等。

（2）以降低血浆三酰甘油为主的调脂药物：临床常见用的

贝特类，如氯贝特、非诺贝特、苯扎贝特等。

值得注意的是他汀类药物和贝特类两种降脂药物不能联合应用，否则易发生横纹肌溶解的严重并发症。

冠心病、糖尿病病人属于高危病人，高血压、肥胖、吸烟和老年人属于中危病人；健康的人则属于低危人群。不同人群调脂治疗的目标是不一样的（表3-52）。

表 3-52　血低密度脂蛋白胆固醇的标准

| 人　群 | 血低密度脂蛋白胆固醇标准 |
| --- | --- |
| 高危病人（冠心病、糖尿病） | 2.60mmol/L（100mg/dl） |
| 中危病人（高血压、肥胖、老年人、吸烟） | 3.12mmol/L（120mg/dl） |
| 低危人群（身体健康） | 3.64mmol/L（140mg/dl） |

临床用药治疗时千万不能达标以后马上停药，否则很易引起反弹。陈红教授举出一例冠心病患者就是停药后2周血脂很快反弹。另外，血脂异常的危害主要看其对血管内皮的影响，血管内皮功能不好则易形成血栓。这位患者治疗前血管内皮功能是6.5，服药后功能改善，血管内皮功能改善达到11.3，停药后变得比服药前功能还差，变为3.3。

贝特类（降三酰甘油）服用时间：因为三酰甘油主要是吃进去的，白天吃饭会升高，所以贝特类应白天早餐前30分钟服用。

他汀类（降胆固醇）服用时间：因为胆固醇合成是晚上，所以应晚上睡觉前服。

他汀类药也不是适合所有人，如活动性肝炎、胆液淤积性肝炎患者不适合服用。

另外，也有用烟酸及其衍生物，如烟酸、烟酸肌醇酯等。还有用抗氧化制剂（如虾青素、辅酶 $Q_{10}$、花青素、葡萄子、灵芝孢子等），这些抗氧化剂的特点的降低三酰甘油，提高高密度脂蛋白和脂联毒素，防止低密度脂蛋白（LDL）被氧化。其主要成分是植物提取物，没什么不良反应。

5. **高脂血症的场能疗法治疗** 伊藤不二夫报道对 35 例患有糖尿病、高血压、脑卒中、缺血性心脏病、肥胖、痛风的患者实施场能疗法前后进行血清脂质检测，结果 13 例（37%）患者三酰甘油（TG）下降 20～30mg/dl，在 26 例游离脂肪酸（FFA）呈高值（$0.82\pm0.14$mEg/L，$n=26$）的患者中 7 例（26.9%）改善至正常范围（$0.51\pm0.03$ mEg/L，$n=7$，$P < 0.005$），另外 6 名垂体功能减低中有 4 名 FFA 低值者，经场能疗法治疗，其中 2 例 FFA 转为正常，说明高压交变电场具有双向调节的功能。

首都医科大学附属安贞医院杨威等使用场能治疗仪对 28 例脑梗死患者和 2 例椎 - 基底动脉供血不足患者进行治疗，结果显示场能治疗能降低总胆固醇（TC）、三酰甘油（TG）、低密度脂蛋白（LDL-C）和升高高密度脂蛋白（HDL-C），这对防治心脑血管疾病具有重要意义（表 3-53）。

表 3-53　治疗前后脂蛋白的变化（$n=30$）

| 脂蛋白（mg/dl） | 治疗前 | 治疗后 | P 值 |
|---|---|---|---|
| TG | $175.0\pm98.7$ | $159.8\pm93.7$ | < 0.01 |
| TC | $290.3\pm71.4$ | $176.7\pm31.5$ | < 0.01 |
| LDL-C | $148.2\pm27.4$ | $125.2\pm23.7$ | < 0.01 |
| HDL-C | $38.5\pm9.9$ | $44.2\pm8.6$ | < 0.01 |

第一军医大学珠江医院陈银海等报道用场能治疗 52 例脑梗死患者，在进行血脂检查，治疗前后均有明显的改善（表 3-54）。

下表中除脑梗死患者52例外，尚有其他脑血管病患者3例。

表 3-54　脂蛋白及亚组分治疗前后的变化（$\bar{x}+s$）

| 脂蛋白及亚组分 | 治疗前（*n*=55） | 治疗后（*n*=55） | *P* 值 |
|---|---|---|---|
| TG（mmol/L） | 2.37±1.24 | 1.69±0.91 | ＜0.001 |
| TC（mmol/L） | 5.31±1.30 | 4.66±1.04 | ＜0.001 |
| LDL-C（mmol/L） | 3.76±0.98 | 3.11±0.88 | ＜0.001 |
| HDL-C（mmol/L） | 1.09±0.26 | 1.43±0.23 | ＜0.001 |
| HDL2-C（mmol/L） | 0.35±0.16 | 0.49±0.13 | ＜0.001 |
| HDL3-C（mmol/L） | 0.74±0.18 | 0.94±0.15 | ＜0.001 |
| TC/HDL-C（mmol/L） | 4.9±1.5 | 3.3±1.4 | ＜0.001 |
| LDL-C/HDL-C（mmol/L） | 3.4±1.1 | 2.2±1.2 | ＜0.001 |
| HDL2-C/HDL3-C（mmol/L） | 0.47±0.20 | 0.52±0.18 | ＜0.005 |

LDL-C 参与动脉粥样硬化的形成，而 HDL-C 有助于抗动脉粥样硬化。场能治疗可以降低 LDL-C，升高 LDL-C，故可以防治心脑血管病。

## 二十、高黏血症

1. **什么是高黏血症**　高黏血症是以血液黏稠度增高为主要表现的病理综合征，血液黏稠度增高以后，血流阻力加大，血液流动缓慢致组织血液灌注显著减少，而使心脑血管缺血、缺氧的表现，如出现胸闷、胸痛、头痛、眩晕、耳鸣、视力障碍、四肢麻木、肿胀等，严重者引起心脑血管病。大家都知道血脂高、血压高、血糖高、血黏度高，这"四高"是心血管病的原凶，而这"四高"之中，高血黏是纽带，它是导致其他"三高"的首恶。

2. **药物治疗** 常用药物稀释疗法，可选用肝素、双嘧达莫（潘生丁）、阿司匹林、强心苷、低分子右旋糖酐、丹参、川芎等使血液稀释、血管扩张、红细胞变形能力增加。近年来用丹参加蝮蛇抗栓酶、红花（番红花、藏红花）、茶色素的临床应用也有很好的疗效。

3. **非药物治疗** 血液稀释疗法即将血液抽出，分离红细胞，再回输血浆和相应的体液，使血容量稳定，从而改善血液黏稠度，使血细胞比容下降，改善微循环，使组织缺氧情况好转。但此治疗方法有成功的实例，也存在不少的失败例子，说明其复杂性。

4. **场能疗法治疗** 第一军医大学珠江医院陈银海等报道用场能疗法治疗 52 例脑梗死患者，同时进行血液流变学的检查结果证明场能疗法可以降低血黏度，对防治心脑血管病有重要意义（表 3-55）。

表 3-55　血液流变学指标（$\bar{x} \pm s$）治疗前后的变化（mPa·s）

| | 高切全血黏度 | 低切全血黏度 | 血浆黏度 |
|---|---|---|---|
| 治疗前（$n=22$） | $7.58 \pm 0.75$ | $8.67 \pm 0.82$ | $1.83 \pm 0.12$ |
| 治疗后（$n=22$） | $6.63 \pm 0.58$ | $7.76 \pm 0.77$ | $1.68 \pm 0.1$ |
| $P$ | $< 0.001$ | $< 0.001$ | $< 0.001$ |

上海第一人民医院刘嵋等报道用场能疗法治疗 2 型糖尿病，并观察其对血液流变学的影响。作者将 2 型糖尿病患者，分成药物治疗组（25 例）和场能疗法药物治疗组（30 例，加静电治疗），治疗后场能疗法药物治疗组较药物治疗组低切还原黏变，全血高切还原黏度（$P$ 均 $< 0.001$），血沉方程 $K$ 值、红细胞沉降率、空腹血糖和三酰甘油（$P$ 均 $< 0.005$），有明显下降，说明场能疗法治疗能明显改善糖尿病患者的血液流变学（表 3-56）。

表 3-56　场能疗法对糖尿病患者血液流变学的影响

| | $n$ | 红细胞沉降率（mm/h） | 血细胞压迹 | 血浆黏度 | 全血低切还原黏度 | 全血高切还原黏度 | 血沉方程 $K$ 值 |
|---|---|---|---|---|---|---|---|
| 治疗前单纯组 | 25 | 25.7±12.1 | 44.9±4.5 | 1.2±0.2 | 16.1±1.8 | 7.1±0.7 | 91.4±25.1 |
| 静电组 | 30 | 23.7±12.8 | 45.5±4.5 | 1.2±0.1 | 15.8±4.8 | 6.9±1.2 | 92.2±21.4 |
| 治疗后单纯组 | 25 | 27.4±9.7 | 46.9±6.3 | 1.2±0.1 | 15.7±2.5 | 6.8±0.6 | 87.5±24.6 |
| 静电组 | 30 | 18.9±11.0★ | 46.5±5.1 | 1.2±0.2 | 13.3±2.8★★★ | 5.9±0.9★★★ | 80.3±22.9★ |

两组治疗前后血液流变学各项指标比较
与治疗后单纯组比较★.$P < 0.05$；　★★★.$P < 0.001$

　　糖尿病患者有明显的血液流变学异常，是糖尿病慢性并发症发生的重要因素之一。据研究发现 2 型糖尿病患者由于存在红细胞、血小板、白细胞、血黏度及血管壁受损等因素有明显的血液流变学异常。其中红细胞流变性为主要决定因素，红细胞的变形能力下降，聚集性增加，红细胞膜的流变性改变，血液呈高黏状态等，这一切导致了糖尿病患者的微循环缺血、缺氧。糖尿病患者在场能疗法治疗下，从较小红细胞缗线体到全部解聚为单个红细胞的黏附性指标；全血低切还原黏度，全血高切还原黏度和反映血液黏度及红细胞聚集能力的指标；血沉方程 $K$ 值，红细胞沉降率均有非常明显的下降，较空腹血糖、三酰甘油的降低更明显。

　　场能疗法治疗是由于人体处于高压交流场中，补充人体的阴离子，促进细胞的新陈代谢，使机体的内环境保持和恢复"恒常状态"，提高"自然自愈力"，从而达到防治治病的目的。

# 第二节　适应证、禁忌证和注意事项

## 一、适应证

1．全身治疗的适应证

（1）高血压病早期，特别适合一期或二期高血压。

（2）低血压。

（3）自主神经功能紊乱出现的心悸、气短等症状可明显改善。

（4）脑卒中损伤后综合征。

（5）颅脑损伤后综合征。

（6）脑供血不足。

（7）一过性脑缺血。

（8）冠心病。

（9）贫血。

（10）更年期综合征。

（11）失眠。

（12）高脂血症。

（13）高黏滞血症。

（14）疲劳综合征。

（15）神经性皮炎。

（16）皮肤瘙痒症。

（17）糖尿病，通过调节血糖、蛋白质和脂肪代谢，降低血糖。对 2 型糖尿病疗效较好。

（18）胃肠炎、便秘、腹泻、消化性溃疡、溃疡性结肠炎。

（19）眩晕、耳鸣、过敏性鼻炎。

（20）支气管哮喘，改善肺功能，增加 $O_2$ 的吸入和 $CO_2$ 的排出。

2．局部治疗和穴位治疗的适应证（电子笔治疗）

（1）自主神经功能紊乱。

（2）产后乳汁不足。

（3）慢性营养性溃疡。

（4）久治不愈的伤口。

（5）烧伤创面。

（6）局部皮肤感觉障碍。

（7）银屑病。

（8）神经性皮炎。

（9）皮肤瘙痒症。

（10）颈椎病。

（11）肩关节周围炎。

（12）骨性关节炎。

（13）骨折。

（14）癔症。

（15）冠心病。

（16）高血压。

（17）糖尿病。

（18）高脂血症。

（19）脑卒中后遗症。

（20）失眠。

（21）便秘。

（22）腰腿痛。

（23）坐骨神经痛。

（24）前列腺疾病。

（25）更年期综合征。

（26）眩晕（梅尼埃病）。

（27）支气管哮喘。

（28）支气管炎。

（29）落枕。

（30）头痛。

（31）三叉神经痛。

（32）面神经麻痹。

（33）扭伤。

（34）月经不调。

（35）乳腺增生症。

（36）阳痿。

（37）美容。

（38）肥胖症。

## 二、禁忌证

1．心、肾、肺功能衰竭。

2．恶性肿瘤。

3．高热。

4．妇女妊娠和月经期。

5．有出血倾向。

6．有置入式心脏起搏器等置于体内的电子设备。

7．使用维持生命的人工心肺机等设备。

8．随身佩戴心电测量设备。

9．传染病患者。

10．对高电位治疗不适应者。

## 三、注意事项

1．使用前必须注意禁忌证。

2．系统必须在绝缘状态下使用。

3．电视机、收音机等家电与主机和能量效应器应保持 2m 以上的距离，防止相互干扰。

4．使用时不要与他人和物品接触。

5．初次使用时必须在专业人士和医师指导下使用。

6．雷电天气，须立即关闭电源，暂停使用。

7．儿童、智力障碍、年老反应迟钝者不得单独使用。

8．清洁时，应避免水溅入机内，必须干燥后使用。

9．仪器有故障时，应停止使用，由厂家及时维修。

10．治疗后，配合饮水 250～500ml，以增加排毒功能。

# 下 篇  弱激光疗法

# 第 **4** 章  弱激光疗法的基本知识
## CHAPTER 4

## 第一节  激光概述

### 一、什么是激光

英文叫 Laser，是受激辐射放大的光（light amplification by stimulated emission of radiation）每个字头的缩写，曾被译为"莱塞""镭射""光受激发射"，1964 年在钱学森教授建议下，在中国正式命名叫"激光"。

激光是 20 世纪 60 年代出现的新技术，它与半导体、电子计算机、原子能一起并称为 20 世纪四大发明，被认为是光学上的一次伟大革命，是人们长期对量子物理、波谱学、光学和电子学等学科综合研究的成果。

其实，激光和普通光源（如太阳光、白炽灯等）所发出的光在本质上没有差别。如具有光的波粒二象性，从光的传播、反射、折射、衍射、干涉、偏振等现象来看具有电磁波的特性。而在光的吸收和发射的过程中却有经典粒子的特性。即光本身只能一份一份地发射，一份一份地接收，也就是说发射和吸收的能量都是光的某一最小能量的整倍数，这一最小能量就是光量子，简称为光子。所以我们认为光一方面具有电磁波的波动性，另一方面又具有粒子性，这就是"光的波粒二象性"的特点。

激光除了有以上光的性质以外，还有普通光无法具有的特性，这就是方向性好、高亮度、单色性好和相干性好这四大特点，所以才具有强大的生命力和应用潜力。

## 二、激光发展史

激光是 20 世纪 60 年代产生的一项重大新技术，被视为 20 世纪的四大发明之一（还有半导体、原子能、计算机），是人们长期对量子物理、波谱学、光学和电子学等学科综合研究的结果。早在 1917 年，爱因斯坦首次提出受激辐射的概念。他认为：处于不同级的粒子在能级之间发生跃迁，同时吸收或发射能量，而把这跃迁的过程分为受激跃迁和自发跃迁，受激跃迁又包括受激辐射和受激吸收，为以后激光的发展提供了理论基础。

1923 年，台尔曼（Tolman）更进一步加以论证。

1940 年，苏联的法布里康首先试验获得粒子数反射现象。其后，瑞士的布洛赫（1946）和珀塞尔（1951）均在粒子数反转方面进行了深入研究，使辐射大于吸收，得到量子放大效应。

20 世纪 40 年代以后，随着微波波谱学的发展，汤斯等（1951）研制成功氨分子量子振荡器，产生受激辐射，并于1964 年与巴索夫、普罗霍洛夫共同获得诺贝尔物理学奖。

20 世纪 50 年代威汤斯和肖洛在《红外线和光学脉塞》的

论文中提出利用原子的受激辐射可以产生相干光的可能性，在技术上提出对谐振腔的选择，器件增益以及工作物质和泵浦源的建议。这是一篇激光方面划时代的论文。

中国的王大珩院士提出，要打破"光源的亮度不能减弱，也不能提高"的经典概念，设想把原子发光体放在法布里 - 珀罗干涉仪中，以延长某一频率的光波波列，提高单色性。

1959 年 Maiman 开始从事激光器的工作，经过 9 个月的努力，在 1960 年研制出世界上第一台红宝石激光器。第一台激光器诞生 6 个月后，在贝尔实验室工作的伊朗科学家阿里·贾万研制出第一台气体激光器。随后激光器如同雨后春笋一样相继研制成功，如钕玻璃、掺钕钇铝石榴石、二氧化碳、氩离子。20 世纪 70 年代，氮分子、氦镉、染料、氪、铜蒸气、钬、一氧化碳、氟化氢等化学激光器逐渐得以利用。20 世纪 80 年代，人们又探索出一批新型激光器，包括准分子激光器，Er：YAG 激光器、HF 激光器、X 射线激光器和自由电子激光器等。特别在 1962 年研制成功的砷化镓系列激光器。它既可阵列后做高强度激光，又可以做成体积只有纽扣大小的激光器。这种激光器与传统的激光器结构不同，它的核心部分是由 GaAlAs 或其他 Ⅲ - Ⅴ 族半导体元素构成的芯片，其寿命长、重量轻，不易损坏，光电转换效率远高于传统的激光器，出光率高，不产生多余的热，不需要高压电源，不需冷却，易操作和便于随身携带，可交直流两用，而且光谱带有红光 630、650、680nm，也有红外光 808、810、830nm 的激光。所以，这种激光器是很有发展前途的。

## 三、医用激光的发展史

随着激光技术的发展，一门崭新的应用学科——激光医学逐步形成，激光的独特优点，解决了传统医学在基础研究和临床应用中不能解决的许多难题，引起国内外医学界的重视。

1960 年 Maiman 研究出第一台红宝石激光器后，在 1961 年 Zaret、1963 年 Campbell、1964 年 Zweng 等用于眼视网膜剥离的焊接技术，随后 1964 年 Goodman、1964 年 Stern 用于口腔科领域。在眼科，激光应用最早，而且也是应用最成熟的学科，在某些眼科疾病中，激光治疗被列为首选。如眼底病中的视网膜裂孔、中心性浆液性视网膜病变、糖尿病性视网膜病变 Coats 病、视网膜劈裂症、视网膜血管瘤，还有原发性青光眼、激光角膜成形术治疗近视眼，这种治疗方法是计算机技术应用于屈光医学的一项新技术，是屈光性角膜领域中的一次革命。现已开展激光角膜切割术（PRK）、激光原位角膜磨镶术，还有激光上皮下角膜磨镶术，最后一种是最新的手术方式。

激光在其他科的发展也是迅猛的，如经尿道前列腺激光切除凝固术、激光心肌血运重建术、激光碎石术等。

激光可通过各种内镜进行手术，如钬激光通过关节镜进行半月板切除术，通过腹腔镜进行胆囊切除术、子宫内膜异位症，通过胃镜、支气管镜对消化道的疾病，如出血、息肉、良恶性肿瘤等，呼吸道内的瘢痕狭窄、炎性肉芽及息肉、良恶性肿瘤等进行激光治疗，通过肠镜同样可以治疗直肠、乙状结肠和结肠的出血、息肉、良恶性肿瘤。

用激光咽成形术已成为治疗阻塞性睡眠呼吸暂停综合征的常规手段。

激光的传输工具，如转动式导光关节臂和光导纤维得以迅速发展。如 1971 年德国 Nath 制成可传输高能 $Ar^+$ 激光的单根石英光纤后，1973 年第一台具有光纤传输的激光内镜问世，现已发展到做成各种形状的光纤头（球状、柱状等），为激光进入内腔打开了道路。1977 年美国研制成功溴化铊等多结晶核心新型远红外光纤以后，1981 年日本也研制成功 $CO_2$ 激光光纤并应用于临床。

特别是光动力治疗，即光敏药物配合激光照射治疗，激光光源也由单一的 He-Ne 激光器（已不常用）发展到染料激光器、金蒸气激光器、氪（$Kr^+$）激光器和半导体激光器。

光敏剂已由血卟啉衍生物（HPD）发展成多种多样、效果更好的激光光敏剂，如血卟啉单甲醚（HMME）、合成染料酞菁中的磺化锌酞菁（$Z_R$-$P_cS_4$）、磺酞菁（$SP_s$）、二氢卟吩衍生物中的 L- 单天冬氨酰二氢卟吩（$Npe_6$）和叶绿素衍生物 4 号（$CPD_4$），还有 5- 氨基酮戊酸（ALA）。

光动力学治疗的范围，从恶性肿瘤，如皮肤癌、肺癌、消化道肿瘤、膀胱癌等，也扩展到治疗良性病变，如鲜红斑痣、年龄相关性黄斑性变性等。

关于激光美容以往仅限于皮肤色素痣、血管性病变等，现已发展到美容激光医学，这主要是得益于 20 世纪 80 年代安德森的"选择性光热作用"理论，即根据不同组织的生物学特性，选择合适的波长、能量和脉冲持续时间，以保证对病变组织进行有效治疗的同时，尽量避免对周围的正常组织造成损伤。

20 世纪 80 年代初，用氩离子治疗血管性病变，到 80 年代末黄色脉冲染料激光（PDL）得到了发展，到 90 年代中期，用由 YAG 倍频产生的 532nm 的绿光治疗鲜红斑痣，小血管扩张取得了明显的改善；对黑色素的病变，在 80 年代开始应用 Q 开关的红宝石激光治疗太田痣取得较好的效果，到 90 年代也发展到双频 Q 开关 Nd：YAG 激光治疗色素性疾病，获得了近乎完美的效果；在除皱方面，由脉冲 $CO_2$ 激光发展到 1994 年的超脉冲 $CO_2$ 激光治疗（在白种人效果较好），在 1996 年又发展到用 2940nm 的铒激光进行治疗，使黄色皮肤用激光除皱得以实现；脱毛从 90 年代初的红宝石激光，Nd：YAG 开始，已发展到 90 年代末的半导体激光脱毛，取得了更好的疗效。

以上所谈到的是属于高强度激光的发展，对患者病变进行汽化、切割、凝固和烧灼，发展到能选择性地对病变进行破坏，而不损伤正常组织，达到治疗目的。

在激光医疗设备方面的进步也是显而易见的，这些产品不断地更新换代，走向专业化，如 $Nd^{+3}$-YAG 激光和 HO：YAG 结合一体的前列腺治疗机、氩离子激光三色光眼科治疗机、KTP 及 KTP 染料激光多波长一体化治疗机、调 Q 输出的紫翠宝石激光等皮肤治疗机。

在激光治疗机，还有配套生产的特殊用的光导纤维、激光内镜和介入性治疗的各类导管、激光用的裂隙灯、激光手术显微镜等，以及各类激光医疗设备所需的配套设备，均由专门生产的厂家供应。

另外，关于生物医学基础研究和临床诊断的激光设备也是国内外发展的重点领域，如激光荧光技术、激光喇曼技术、激光细胞分析技术、激光微束技术等及其相应的激光设备。有的已形成产品，有的已在实验室中应用。

医用激光可分为强激光和弱激光。在医学上，由于强激光和弱激光的生物作用机制不同，所以在临床应用和基础研究时其目的和方法也不同。那么，强、弱激光如何区分呢？在医学领域里，不以激光本身的物理参量（功率能量等）来衡量激光的强与弱，而是以它与生物组织作用后产生的生物效应的强弱来区分，故定义为：激光照射生物组织后若直接造成了该生物组织的不可逆损伤，则此受照表面处的激光称为强激光；若不直接造成生物组织的不可逆损伤者，称为弱激光（low lever laster）。顺便说明，对于弱激光，也有人称之为低功率激光或低能量激光，这些叫法主要从激光的物理参量大小来定义。笔者认为，还是从激光的生物效应角度出发来定义弱激光更为贴切。

强激光的治疗主要用于手术，即用"光刀"对患部进行切割、汽化和凝固治疗；弱激光则主要用作理疗照射或穴位照射（又称光针）等，其目的是为了促使细胞生长和调整；前者是"破坏"，后者是"修复"，但两者都是为了治疗疾病。用激光-血卟啉治疗癌症所用的激光，虽然也造成了生物组织的不可逆反应（如瘤块消失），但它是由于有光敏剂参与的结果，而不是激光直接引起的不可逆损伤，所以仍然属于弱激光。

无论是强激光或是弱激光，与机体组织作用后都会产生各种生物效应。

## 四、弱激光的发展史

除了前面提到的激光治疗，尚有一种激光目前正在迅猛发展之中。这就是弱激光治疗（或称低能量激光、弱激光、低水平激光、软激光、冷激光）。目前这种激光的光源包括可见光激光和红外光激光。这种激光作用于人体，是光化学效应，而不是一种高热效应。对机体不会造成不可逆的损伤，但作用于人体，会产生一系列生理、生化的变化，能促进病变组织恢复到正常状态，这种治疗，称为弱激光治疗。

早在 1961 年，美国即开始关于激光生物学的研究。1962 年德国 Bessis 等即发表了《激光对血细胞的作用研究》。1965 年匈牙利 Mester 研究了 He-Ne 激光生物效应，并总结了 He-Ne 激光对生物体作用的规律，并证明它具有缓解疼痛、加速伤口愈合、减少瘢痕组织等功效。1963 年 McGuff 发表了《激光生物效应的探讨》，Goldman 发表了《激光束对皮肤的作用》，Fine 发表了《激光的生物效应》。1970 年苏联 Bopoh и ha 等应用 He-Ne 激光治疗高血压等内科疾病，Yremypatoba 报道照射穴位和反射区治疗高血压 118 例。其中 108 例血压恢复正常。1972 年 Вороn и ha 报道治疗支气管炎，结果 21 例当即生效，肺活量增加 30%。1973 年奥地利 Plog 用激光代替针灸做实验，并于 1975 年制成第一台 He-Ne 激光针灸仪，用于经络穴位治疗疾病取得成功。这种疗法，在欧洲和亚洲获得广泛的应用，积累了大量的数据，有上百个循证医学实验室证实了它的临床疗效，发表了上千份的研究报告。因而说这种弱激光是一种有效的治疗方法。1985 年在日本召开的弱激光医学应用专题会，已证明弱激光治疗方面的研究已延伸到对周围神经系统的作用，对免疫功能、炎症过程的影响，实验性伤口愈合的规律性，促进骨细胞再生等领域。

在 20 世纪 70 年代，我国开始将激光针灸应用于临床，包括内、外、妇、儿、耳鼻咽喉科、口腔科、眼科、皮肤科和神经科约 200 多种疾病，均取得一定疗效。由于激光穴位治疗无痛、无感染、无明显禁忌证，非常适合年老体弱者、儿童和晕针的患者。急慢性支气管炎、哮喘、高血压、三叉神经痛、面神经麻痹、肩关节周围炎、风湿性关节炎、胎位不正、产后尿潴留等均为很好的适应证。激光穴位麻醉用于拔牙、扁桃体手术、甲状腺手术、疝修补、胃大部切除等均引起国内外医务工作者的关注。

1928 年 Hancock 和 Knott 证明紫外线照射血液后输给 1 例合并溶血性链球菌败血症的脓毒性流产患者，使之转危为安。1933 年 Knott 将之应用于临床取得好的效果。1958 年瑞士 Wehrli 提出"血源性氧化疗法"的学说，开始将紫外线照射血液和充氧结合治疗患者。这种治疗方法可解除红细胞表面吸附通透性差的多糖蛋白质和其他中性分子。增加红细胞膜的弹性和渗透性，并使之恢复膜表面的正常电位状态，从而改善血液黏稠度；还可以提高红细胞的携氧量、加强红细胞的变形能力、提高白细胞的吞噬能力、调节免疫功能等。苏联肿瘤研究中心的科学家受这种疗法的启发，用 He-Ne 激光取代紫外线进行体外血液辐射后再回输给病人，发现对人的周围血液的免疫力、生物化学形态学指标均有明显作用，使肿瘤患者的免疫力恢复到正常的 65%～70%，对类 Ia 抗原的应答不产生任何反应。故被视为肿瘤患者术后增强机体免疫力、延缓肿瘤转移和复发的免疫治疗新方法。

　　1984 年苏联施瓦里布将体外血液照射改为静脉内照射，用于治疗肢体闭塞性血管病，发现可以明显改善微循环障碍，疗效显著，且可保持疗效达半年之久，为弱激光治疗开辟了一条新的通道。1991 年我国王铁丹首次在国内将俄罗斯的低强度 He-Ne 激光血管内治疗应用于临床，特别是武警广东总队医院使用该仪器成功地使一名因脑外伤而对声、光、电、针刺无反应的患者奇迹般地恢复了思维、言语和行动功能，痊愈出院，促进了这种疗法在全国的推广应用。这种疗法已被证实可以改善血液黏稠度、提高红细胞变性能力、改善微循环、提高红细胞的携氧能力、调节机体的免疫力、激活体内的多种酶和激素，其中包括 $Na^+$-$K^+$-ATP 酶、超氧化物歧化酶、泌乳素、性激素、甲状腺素、激肽释放酶等，临床还可以用于消炎、抗感染、降低血脂等。

　　由于这种疗法仍需要静脉穿刺，给患者造成一定痛苦，而且只能在医院里进行治疗，如何能更好地让这种治疗方法走进千家万户，既有治疗效果，又没有什么不良反应，并且安全便捷？很多学者进行了研究。如 1995 年 Сюч 认为，沿静脉走行的皮肤上照射的方法明显优于静脉内照射血液。1998 年长春物理研究所孟继武、任新光两人也提出激光无损伤照射的新设想，他们证明软组织的光吸收主要来源于血清蛋白和血红蛋白等蛋白质，如用红色激光作为治疗谱线，可以有 10% 以上的光透过，针头不必刺入血管而固定在肘静脉的皮肤表面，即可达到治疗目的。天津理疗专科医院用半导体激光在血管区进行体外照射，波长830nm，功率30mW，照射锁骨上静脉血管区30min治疗椎动脉颈椎关节病，治疗有效率可达95.3%，而单纯用药物组仅为70%，有显著性差异。

2008年北京军区总院刘文等报道用半导体激光照射颈部体表的两对（颈内动静脉、颈外动静脉，其对脑部供血，占脑部供血量的90%以上，经过这两对大血管的血流量占全身血流量的18%左右）血管进行治疗时，照射部位用颈托加以固定，为了更好地对颈部斑块进行治疗，将激光的输出进行频率调制，调制频率从5～2000Hz，频率涵盖了音频和部分超声波，治疗中可以根据病人情况进行选择性治疗，选用2000Hz治疗时，可以对颈部斑块进行有针对性的治疗。这种治疗方法可降低血液黏稠度、增加红细胞变形性、降低血小板的聚集性。

2002年南京理工大学骆晓森报道，对采用波长为650nm的半导体激光对成年人手背部位（厚度为1mm）的静脉壁（厚度为0.2mm）进行照射，650nm激光对手背皮肤的透射率为20%，对静脉壁的透射率为90%，所以若用10mW的半导体激光从皮肤外直接照射手背皮下静脉，若手背设计照射一个点，则进入静脉的激光功率可在0～1.8mW之间可调，若设置两个照射点，则可以使进入静脉的激光功率在0～3.6mW之间可调，作者对皮肤厚度、静脉厚度和透射率进行检查，得出激光进入血液内的剂量。

手背、脚背、肘正中和小腿外侧皮肤的厚度分别为1.0mm、1.0mm、1.4mm和2.2mm，650nm激光对它们的透射率分别为20%、20%、12%和6%。手背皮下静脉的厚度约0.2mm，同样波长激光对它的透射率为90%。魏华江等报道对632.8nm的He-Ne激光对人胃大网膜静脉的透射率为83.3%。郑全启等证明对632.8nm的He-Ne激光对于厚度为2.02mm的黄种人下肢皮肤的透射率为9.1%，对于厚度为1.65mm的黄种人背部皮肤的透射率则为 13.8%。

据魏华江等报道，动脉和静脉对红色激光的漫反射率和透射率显著不同，动脉对红色激光的吸收系数显著大于静脉的吸收系数，但动脉的散射系数也明显大于静脉的散射系数。

人们发现鼻腔内的血管网和口腔内的血管网更加丰富，其中的血红蛋白和血清蛋白能吸收更多的激光能量，其临床效果应当更好一些。1998 年李清美、陈荣和李彬等报道用激光对鼻腔内照射治疗。深圳人民医院肖学长率先在国内用鼻腔内激光照射治疗脑梗死患者，并且采用先进的观察方法，即单光子发射计算机断层方法来观察脑血流和脑功能的变化，取得很大的成功。鼻腔内血管非常丰富，有动脉的黎氏丛和静脉的克氏丛，老年人还有吴氏静脉丛，而且鼻黏膜血管深层的血液还可以不经过毛细血管，而从小动脉直接进入小静脉（动静脉吻合），这种动静脉吻合占鼻黏膜血流的 60% 左右。所以，有的学者认为鼻甲组织血流量比肝、脑和肌肉等组织相对更多，而且鼻腔内的自主神经也非常丰富，它不但可以影响脑的血管收缩 - 舒张功能，而且还会通过迷走神经影响消化系统的功能；再者，由于鼻腔的解剖关系，有某些潜在的微细交通与蛛网膜相联系；而且，这种疗法不需要静脉穿刺，治疗时安全可靠；半导体激光器体积小、重量轻、操作简单、经济耐用，适合社区、家庭应用，对于康复中而又行动不便的老年人最为适宜，值得推广。

# 第二节　弱激光的治疗分类与治疗机制

## 一、弱激光的治疗分类

弱激光治疗常用于局部照射和反射区照射，以达到治疗目的，我们称之为激光物理治疗。但是这门学科一出现，即渐渐和我国中医学中经络学说和针灸学说结合起来，这就是激光针灸治疗，特别是用激光直接或间接照射血液，使血液产生一系列的改变，来达到预防和治疗疾病的方法，我们称之为激光血液辐射治疗。所以我们将弱激光治疗分为激光物理疗法、激光针刺和激光血液辐照治疗三种。现将以下三种疗法分别叙述如下。

**（一）激光物理疗法**

激光物理疗法属于诸多物理治疗因子中光学治疗范畴，是应用不同波长的激光，选择不同的输出功率和照射方法作用于人体，有针对性地治疗不同疾病，并通过神经、体液、内分泌和免疫等生理调节机制，达到保健、预防、治疗和康复的目的，谓之激光物理疗法。

1. 照射方式　包括局部体表照射和反射区照射。

（1）病灶局部体表照射：是直接对病变部分进行弱激光照射的方法，激光的输出功率 < 100mW，照射的功率密度为 50mW/cm$^2$。此法分原光束扫描照射法、散焦病灶局部照射法及体腔内照射法。

①原光束扫描照射法：此方法适用于大病灶，激光输出功率小者，对 2cm$^2$ 以内的圆形病灶，照射一点即可；若病灶较大，则每隔 2～3cm 作一扫描点，横向或纵向扫描均可以，每点照射 3～5min，每日 1 次，扫描点遍布整片病灶，多次进行扫描。

②散焦病灶局部照射法：由于激光覆盖面（病灶）较大，需要激光功率较大（> 25mW），并需附有散焦装置，每次照射 10～15min，每日 1 次。

③激光体腔内照射法：将激光通过内镜进入到体腔内进行照射，这种激光光纤的头部可以是平面的，但受到一定限制，目前激光光纤头部可以做成柱状光纤、球状光纤、扇形光纤

等，这样可以根据部位不同，选用不同的光纤进行照射，如食管选用柱状光纤，膀胱则选 БББ 用球状光纤，胃部则选用扇形光纤等。这种光导纤维的透光率可达 85%。

这种治疗方法还可以用激光光导纤维配合针头插入病灶内进行治疗。

（2）反射区激光照射疗法：神经调节，反射过程有 5 个环节（图 4-1）。①感受器，接受刺激，产生冲动信息；②感觉或传入神经，将感受器的神经冲动信息传给中枢神经系统；③神经中枢（脑或骨髓），为中枢神经系统内参与某一反射活动的神经元群或突触联系；④运动或传出神经，把整合加工后的神经冲动，由神经中枢传到效应器；⑤效应器（如肌肉、腺体），是执行指令或发生应答反应的器官。这 5 个环节总体称为反射弧，反射弧的任何环节被破坏，都将使这一反射不能出现或发生紊乱，这时神经调节作用就不能实现。1903 年 Горȿачев 和 1909 年 Ђруште́йн 提出光疗的反射性作用机制。即利用激光照射某一内脏的特定皮肤反射区（即感受器）[例如：心脏的皮肤内脏反应区（图 4-2）、呼吸器官的皮肤内脏反射区（图 4-3）和胃的皮肤内脏反射区（图 4-4）]→传入神经→脊髓侧角的支配该内脏的自主神经细胞→传出神经→相应内脏（效应器）。

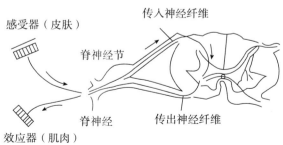

图 4-1　反射弧

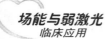

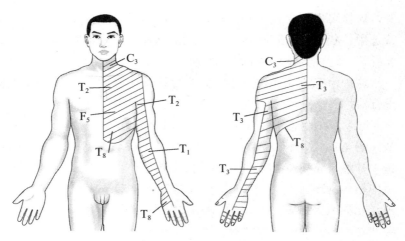

图 4-2　心脏的皮肤内脏反射区

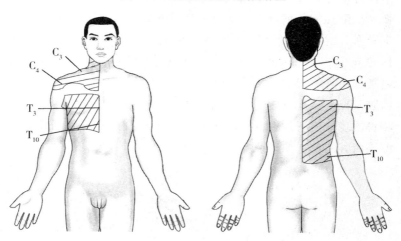

图 4-3　呼吸器官的皮肤内脏反射区

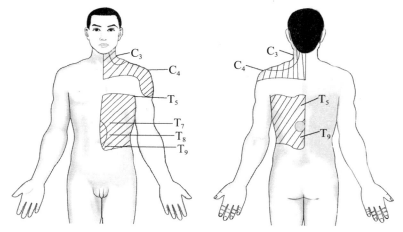

**图 4-4　胃的皮肤内脏反射区**

2．治疗原理　机体在激光的刺激作用下，调节人体的免疫系统、神经系统、血液循环系统和组织代谢系统的病理生理状态，使之利于治病直到康复。

弱激光对局部照射的主要作用有以下几方面。

（1）镇痛。

（2）消炎。

（3）促进皮肤溃疡的伤口愈合。

（4）促进骨痂生长、骨折愈合。

（5）促进神经修复。

（6）提高机体免疫力。

（7）改善血循环，使血管扩张、血循环速度加快等。

关于激光生物刺激产生的一系列改变，详见第 2 章对各器官系统的影响。

3．适应证

（1）各种皮肤病变（炎症、营养障碍、外伤、术后）。

（2）神经病变（面神经麻痹、神经根炎、神经痛、末梢神经炎等）。

（3）关节病变（风湿性关节炎、类风湿性关节炎、骨性关节炎、颈椎病等）。

（4）肌肉、肌腱、肌筋膜炎、血管病变（急慢性扭伤、肌肉痛等）。

（5）眼（睑腺炎、睑板腺囊肿、部分眼底病变、弱视等）。

（6）耳鼻喉科（鼻炎、鼻黏膜溃疡、突发性耳聋、外耳道湿疹、卡他性中耳炎、咽喉炎等）。

（7）口腔科（唇炎、舌炎、黏膜病变、牙周病变、颞颌关节紊乱等）。

（8）妇产科（急性或慢性盆腔炎、功能性子宫出血、痛经、外阴瘙痒症、外阴营养不良及溃疡等、乳腺炎、产后尿潴留）。

4. 注意事项

（1）过敏患者，如红斑狼疮、卟啉病患者、光照性皮炎者禁用。

（2）恶性肿瘤患者，不能进行局部治疗。

（3）心动过缓患者（心率 < 60 次 /min），治疗时应当注意心率的变化。据报道，2/3 患者心率不受影响，但有 1/3 患者心率减弱，心率恢复到正常的患者也不少。

（4）不能直视激光光束，以免损伤眼球，因眼睛是对光最敏感的器官，激光的能量较大，故不宜直视（除一些眼部疾患，如黄斑病变、弱视、中心性浆液性视网膜病变等需用弱激光治疗时）。

（5）激光治疗的种类不同，其生物效应也不相同，如 He-Ne 激光和 650nm 的半导体激光对人体作用主要是光化学作用，不是热作用，故对急性炎症均可以治疗，而 810nm 的半导体激光属红外激光，对于亚急性、慢性疾患有效，急性炎症不宜使用。

### （二）激光针灸疗法

激光针灸疗法是指用弱激光光束直接聚焦或扩束照射穴位，对穴位进行有效的光化学或光热刺激。这种疗法是基于中医理论的一种整体的自然疗法，以经络学说为指导，通过现代的激光技术对传统的针灸穴位进行照射，以达到疏通经络、调节脏腑、行气活血的作用，从而扶正祛邪、治疗疾病。

1. 激光针灸疗法的特点

（1）激光针灸疗法具有与针灸法同样的效果，同时具有无痛、无菌、安全等特点，它不存在针灸时偶尔出现的弯针、滞针、晕针、折针、刺伤重要脏器、刺禁等异常情况，而且不会由于针刺造成感染，如艾滋病、传染性肝炎等。

（2）激光针灸与毫针虽然都是通过对穴位刺激达到治疗效果，但毫针输入的是机械能，艾灸输入的是浅表热能和药物，而激光输入的是光能，由光能转化为热能，产生的是光化学作用和光热作用。热的穿透力较深，红光的 He-Ne 激光和半导体激光照射到穴位上，如功率为 5mW 左右，其皮肤温度上升仅为 0.8～2℃，故除光化学作用外，尚有轻度热灸作用。$CO_2$ 激光或 810nm 的半导体激光作用在穴位上则热效应更为明显。激光如果是脉冲输出，则更会出现一些冲击波的机械能。

（3）由于激光针灸治疗所产生的酸、麻、胀、痛等得气感觉小于针灸治疗，所以很适合老年人、小孩、体弱和晕针的患者，故可作为针灸治疗的一种补充疗法。

（4）激光治疗除了不可照射眼睛以外（眼疾病者例外，如黄斑变性、弱视、中心性视网膜炎等），其他无明显禁穴。如激光针灸可以直接照射神阙穴治疗婴幼儿腹泻等疾病，而针刺则不可以；如血管部位的穴位激光可以直接照射，通过激活血管内的各种因子达到治疗效果，而针灸除了放血治疗和灸疗可以治疗外，针刺则没有效果。

（5）激光针灸时需用激光器和相关配件，如激光套管针等，价格较高，而且操作不如针灸方便，穴位容易位移，故往往不为针灸医师所接受，特别是有些较深的穴位，如环跳穴等。激光透射的深度不能达到，故只能作为一种补充治疗方法，不能取代传统的针灸疗法。

（6）激光针灸疗法在临床治疗上很有效果，但其作用机制的研究还不是很成熟，尚需进一步探索。此外，激光的治疗剂量、照射时间、激光照射的"补"与"泻"、激光照射的穴位选择、深度调节行针模式等，尚需进一步标准化、科学化，满足治疗中的个体化需求。

### （三）激光血液辐照疗法

激光血液辐照起源于美国、俄罗斯，由最近的紫外线充氧自由回输，过渡到 He-Ne 激光充氧自由回输，以上步骤均系用患者自身血液抽出体外 200～300ml，经处理后，充氧再用激光或紫外线照射后回输给患者，在临床上有很好的效果。但抽出的血到体外，必须要有严格消毒的条件，如血被污染，则后果不堪设想。后来俄罗斯发展为通过血自身循环，用激光插入血管进行血液辐照，但也会因多次血管壁穿刺而易损伤血管壁，而且只能在医院内进行治疗，每天到医院治疗也很不方便，于是有人提出对血管外进行无损伤的照射。除去皮肤、组织、血管壁对激光进行反射、吸收、折射等消耗一部分能量，仍有一部分激光进入到血液内，引起血液内一些成分吸收激光的能量而发生变化，这种变化有利于身体健康，能够促进疾病的康复。这种血管外照射的方法是国内首创的，与激光照射自血回输和激光血管内照射方法相比，有同样的治疗效果。各种治疗方法层出不穷，如激光鼻腔内照射、激光桡动脉照射、激光桡动脉照射加内关穴照射、激光鼻腔内加桡动脉和内关穴照射。为了配合患者的需要，如偏瘫患者除了激光照射以外，还采用低频率电流配合治疗，以加强对肌肉组织的锻炼功能的恢复；还有为了使红细胞含氧量增多，又配合用氧气进行治疗，更加促进病灶的修复，缩短疗程；还有的设计对颈部血管照射，加强对脑循环的治疗效果；还有用手的背部进行激光照射，认为此部位的血管最浅，吸收激光的能量最多等。更为重要的是，这种血管外照射方法无损伤、安全和操作方便，有病治病、无病防病，集预防、治疗、保健和康复于一体，所以很快地走入家庭、走入社会，直接为广大的老百姓服务，为激光血液辐照治疗开辟了一条新的途径。

## 二、弱激光血液辐照疗法的治疗机制

要想了解激光血液辐照治疗，首先必须对血液有一点初步的了解，这样才能知道它能治病的根本原因。

1．血液的基本组成　血液由血浆和血细胞组成，约占成年人体重的7%，成年人血循环总容量为5L左右。从血管中抽出少量血液加入适量的抗凝剂，血液的有形成分经自然沉淀后，可分成三层，上层为淡黄色的血浆，下层为红细胞，中层的薄层为白细胞和血小板。

血细胞占血液容量的45%，包括红细胞、白细胞和血小板（图4-5）。

血液在血管内流动，将营养物质、氧气供给全身各组织细胞，同时也将全身各种组织的代谢产物通过血液而运输到肾和肺等排泄器官排出体外，血液中的红细胞在运输 $O_2$ 和 $CO_2$ 中起重要作用，这样以达到机体内外环境的稳定。

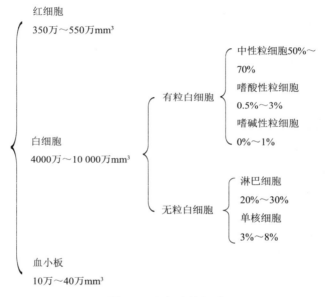

图 4-5　血细胞的组成

（1）红细胞：直径 $7\sim8\mu m$，呈双凹圆盘状，中间较薄，周边较厚。红细胞有一定弹性和可塑性，细胞通过毛细血管时可改变形状。血红蛋白是含铁的蛋白质，约占红细胞总量的 33%，它具有运输 $O_2$ 和 $CO_2$ 的功能。

（2）白细胞：为无色有核的球形细胞，体积比红细胞大，能做变形运动，具有防御和免疫功能。

中性粒细胞：具有变形运动和吞噬功能，而且内含碱性磷酸酶、吞噬素、溶菌酶等，具有杀菌和溶菌的作用。

嗜酸性粒细胞：也能做变形运动，能吞噬抗原抗体复合物，释放组胺酶灭活组胺，从而减轻过敏反应，也能借助抗体与某些寄生虫表面结合，释放颗粒内物质，杀灭寄生虫。

嗜碱性粒细胞：在嗜碱性颗粒内存有肝素和组胺，而肝素则具有抗凝血作用，而组胺和白三烯则参与过敏反应，它在组织中存活 12～15d。

单核细胞：是白细胞中体积最大的细胞，细胞颗粒内含有过氧化物酶、酸性磷酸酶、非特异性酯酶和溶菌酶，这些酶和细胞功能有关，它也具有趋化性和吞噬性，可分化为巨噬细胞，它们都具有消灭入侵的细菌、吞噬异物颗粒、消除体内衰老细胞，并参与免疫的能力，但单核细胞功能不及吞噬细胞强。

淋巴细胞：血液中的 T 细胞占淋巴细胞总数的 75%，它参与细胞免疫，如排斥体内异物、抗肿瘤等，并具有免疫调节功能。B 细胞占血中淋巴细胞总数的 10%～15%，B 细胞经抗原刺激后增强分化为浆细胞，产生抗体，参与体液免疫。

（3）血小板：血小板在止血和凝血过程中起重要作用，其表面的糖衣能吸附血浆蛋白和凝血因子Ⅲ，血小板颗粒内含有凝血有关的物质。血小板还有保护血管内皮、参与内皮修复、防止动脉粥样硬化的作用。血小板寿命为 7～14d，血小板低于 100 000/mm³ 为血小板减少，低于 45 000/mm³ 则有危险。血小板致密颗粒中含有肾上腺素和 5-羟色胺、钙离子、ADP、ATP 等，若释放出来则可以加强局部血管收缩。

**2. 血液的主要功能** 血液是维持内环境相对恒定的中枢，对人体生命活动有重要意义，所以维持好血液的内环境，对人体的健康，对疾病的康复均有相当重要的意义。

血液对人体来说，到底有多少重要功能呢？现将其主要功能分别叙述如下。

（1）运输功能：它可以将消化系统吸收的各种营养物质和肺部吸入的氧气，通过血液循环运送到全身各组织、器官和细胞，而被它们所利用，同时也将各组织的代谢产物通过血液循环运送到肾和肺等排泄器官排出体外。

（2）防御功能：血液中含有白细胞和各种免疫物质，对机体有保护作用，它可以将外来的微生物（细菌、病毒等）进行吞噬和消化。而血液中的抗体、补体、淋巴因子都可以利用不同方式对外来病原菌进行消灭。而且血液中的白细胞还可以对衰老细胞、变异细胞进行清除，以保持机体的正常活动。

（3）调节功能：血液中含有多种内分泌腺分泌的激素，它可以通过血液循环到各组织、器官以调节各器官的功能。

（4）维持体内温度、渗透压、酸碱度和离子浓度：如体温变化可以通过血管收缩与舒张维持恒定的体温，通过调节血液流动来达到目的。又如血浆内的晶体物质，如电解质、葡萄糖、尿素、肌酐等物质可维持晶体渗透压，血浆蛋白决定胶体渗透压，这些渗透压对体液交换起着决定性作用，它也是通过血液循环来进行调节的。

（5）止血和凝血功能：因血液中含有凝血因子及血小板等成分，这些物质对维持血液在血管内正常运行起重要作用，当血管壁受损伤时，凝血因子和血小板被激活，形成血栓，阻塞伤口，防止血液流失。血液中还有一些抗凝物质，这些物质在正常情况下和凝血物质保持动态平衡，以维持血液的正常流动，如凝血物质占优势，就易在血管内形成血栓，导致血栓病的发生。

弱激光血液辐照的治疗机制至今尚未完全阐明，但其基本的作用过程可能是激光的光量子被血液中的血细胞、血浆中的蛋白质（包括酶）、脂类等吸收，引起电子向高能级跃迁，使相应分子进入激发状态，继而产生一系列的光化学反应。这种光化学反应有多个系统、多个环节参与，受诸多因素的影响。现将收集到的实验和临床研究资料，综合归纳如下。

## （一）激活体内多种酶的活性

弱激光对人体进行照射后，由于产生微量的热，即可对组织产生一系列的反应，所以说温度对活细胞的作用是一个决定性参数，在安全数值以内时，它可以促进血循环，改变酶的活性，促进病变的恢复。酶的活性随体温的变化而变化，温度增高可促进酶的反应加快，但如温度过高则反而引起酶蛋白变性，在60℃以上时，一般酶的活性下降；在80℃以上时，酶的活性就完全消失。实际上人对体温高或低8～9℃是上下限，体温上升或下降4℃就会导致神经传导能力下降，酶活性有所改变，故应当特别注意。另外，酶活性还和激光照射时间长短有明显关系，如温度上升不太高，但持续时间长，也会使酶失活和蛋白质变性，从而使细胞、组织受伤，甚至死亡。反之，如果温度虽较高，但持续时间极短，这样虽然大大降低酶的活性，但当温度迅速恢复正常时，其活性得以部分恢复，如组织蛋白在40～50℃的温度下持续1min就会发生热凝固，如果在毫秒级的时间，其温度要高达200℃才会发生热凝固。Henrigues 和 Moritz 研究组织曝光（照射）引起热损伤（40～70℃）的时间-温度曲线（图4-6）。图中表明了皮肤对于极短时间的曝光能抵抗的温度升高比长时间曝光时的高，曲线呈对数变化，如从37℃上升到58℃，温度升高值为21℃，曝光时间大于10s将产生组织破坏（即细胞蛋白变性、细胞基础代谢障碍等）。然而曝光时间小于1s，则温度上升到70℃才使组织遭到破坏。

经测试，1～2mW He-Ne 激光照射离体皮肤可使照射部位平均升温 0.05～0.1℃，如照射迎香、颊车穴 5min 后，局部温度上升 1.5～5℃不等，He-Ne 激光血管内照射或鼻腔内半导体激光照射也使局部温度上升在安全范围内，故可以激活体内酶的活性。这是由于随着温度升高，分子的能量和碰撞频率增加而触发某些吸热的化学反应，称为热化反应。另一种反应是机体组织吸收光子能量而产生其他的受激原子、分子和自由基，这种光化学反应也促使酶的活性增加，而这种光化学反应速率和温度的增加几乎没有关系。

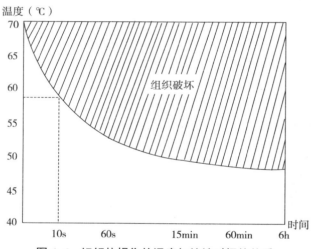

图 4-6　组织热损伤的温度与持续时间的关系

如弱激光照射后使过氧化氢酶选择性被激活。另外对糖代谢和线粒体呼吸链重要酶类，如琥珀酸脱氢酶、细胞色素氧化酶、ATP 酶、醛缩酶、胆碱酯酶、NADPH 氧化酶、磷酸化酶等的活性也相对提高。还可提高内源性胰岛素水平，促使糖的利用和 ATP 的产生，进而恢复 $Na^+$-$K^+$-ATP 酶（在照射

10～60min 最强）来调节离子通道功能，恢复膜内外离子平衡和膜电位，纠正酸中毒、电解质紊乱等。

在缺血性脑血管病时人体可产生大量的超氧化物阴离子自由基，使 $Na^+$-$K^+$-ATP 酶的活性降低，$Na^+$-$K^+$-ATP 酶是位于细胞膜上的一种糖蛋白，与 ATP 的分解和细胞内外钠钾离子的转运密切相关，因此 $Na^+$-$K^+$-ATP 酶是十分重要的生物酶。它在物质的传送、能量转换以及信息传递方面具有重要作用，增强 $Na^+$-$K^+$-ATP 酶活性可使膜的稳定性增强，具有防止衰老和减轻病情的重要作用。石秉霞用弱激光血管内照射治疗缺血性脑病，治疗 3 次，$Na^+$-$K^+$-ATP 酶活性明显增高。又如激肽释放酶 - 激肽系统是维持机体内环境稳定的体液调节成分之一，激肽生成减弱或中断是出血性胰腺炎和溃疡病最显著病因之一，但慢性溃疡病及产科化脓患者，脓毒性感染发展可以增加激肽释放酶的活性，说明该系统对机体具有保护作用，用弱激光血管内照射治疗可以使系统活性趋于正常，功能恢复。

## （二）改变血液流变学性质，改善血流动力学

血液流动状态是人体正常生理功能和防御功能的重要保证，只有血液循环不断地流动，才能保证脏器组织得到正常的血液灌注，及时供给氧和营养物质，排出机体代谢产物。

血液流变状态与血管结构、心脏功能和血液本身流变性质均有密切关系。很多疾病均会引起血液流变性质的改变，如动脉粥样硬化、心肌梗死、脑血管疾病、糖尿病、血液病和癌细胞转移均会引起血液流变状态的变化。血液黏度是血液流变学中最重要的参数，影响血液黏度的因素很多，如血细胞比容、红细胞聚集作用、红细胞变形性、血浆黏度、温度以及吸烟、饮酒和情绪变化均会引起血液黏度的变化。纤维蛋白原能通过增加红细胞聚集来改变血液黏度。血液停止流动时，红细胞会

在重力作用下自然下降，即血沉。血沉与红细胞数量、形态以及红细胞表面电荷有关，也与血浆纤维蛋白原、球蛋白、胆固醇等大分子物质含量有关。结核、梅毒、风湿热、心肌梗死、贫血、白血病均可见血沉加快。支气管哮喘、糖尿病、高血压、红细胞增多症可见血沉减慢。高黏滞综合征是由于某些血液黏滞因素升高引起的一种综合征。大量文献证实，弱激光治疗可以降低血沉，降低红细胞的聚集性，增强红细胞的变形能力，降低血浆纤维蛋白原的水平，还可以增加纤溶活性和内源性肝素，从而降低血液黏度，使血液处于低凝状态，这有助于红细胞在微小血管中的顺利流动，有效地防止微小血栓的形成，有利于组织器官的血液灌流，证明其有"活血化瘀"的作用，可以改善血液的流变性。

俄罗斯学者 CTpoeB 等对 28 例糖尿病伴有微血管病变及多发性神经病变的患者进行激光血管内照射治疗，结果血液黏度自 $3.5\pm0.17$mPa·s 降至 $2.96\pm0.22$mPa·s。下肢血管肌肉痉挛显著减少，显微镜下可见血管增宽和血流加速；毛细血管镜检发现可以改善毛细血管的透过度，加速血流速度，显著刺激白细胞半乳糖核苷酸的活性，促进血管内皮细胞糖的分解，预防血管病变的进一步发展。

吕祥振等观察激光血管内照射治疗 42 例住院患者，治疗后患者全血黏度、血浆黏度、血细胞比容和红细胞聚集指数均显著下降（$P < 0.01$），纤维蛋白原和血沉虽有下降，但无统计学意义（$P > 0.05$），见表 4-1。

表 4-1　激光血管内治疗对血液流变学指标的影响（$\bar{x}\pm s$）

| | 全血黏度 | | 血浆黏度（mPa·s） | 血细胞比容（%） | 红细胞聚集指数 | 纤维蛋白原（g/L） | 血沉（mm/h） |
| | 低切 | 高切 | | | | | |
|---|---|---|---|---|---|---|---|
| 治疗前 | 10.99±12.72 | 6.89±1.31 | 1.84±0.18 | 49±5 | 1.62±0.16 | 3.51±0.98 | 29.4±10.5 |
| 治疗后 | 9.34±2.10 | 6.32±1.18 | 1.73±0.16 | 47±5 | 1.48±0.13 | 3.25±0.99 | 27.8±9.6 |
| $P$ | ＜0.01 | ＜0.01 | ＜0.01 | ＜0.01 | ＜0.01 | ＞0.05 | ＞0.05 |

激光血管内照射治疗具有降低血小板聚集作用。血小板是血液中一种必不可少的有形成分，它和血液的凝血功能及血栓形成有密切的关系，特别是近几年来，人们发现动脉粥样硬化和动脉血栓形成与血小板聚集功能亢进有密切关系。

佳木斯医学院附属第一医院杨中伟证明激光血管内照射有抗血小板聚集作用（表 4-2）。

表 4-2　激光血管内照射治疗前后血小板聚集功能比较

| | 对照组 | 照射组 | $P$ |
|---|---|---|---|
| 第 1 分钟聚集率（％） | 25.06±13.44 | 15.25±12.12 | ＜0.05 |
| 第 5 分钟聚集率（％） | 47.37±29.61 | 23.74±29.54 | ＜0.05 |
| 最大聚集率（％） | 53.79±24.44 | 30.16±23.60 | ＜0.05 |

青岛医学院脑血管病研究所观察 22 例脑血栓、脑动脉硬化供血不足、脑出血、高脂血症、视网膜变性、小脑萎缩的患者，用激光血管内照射治疗前后进行血液流变学的比较，发现其血浆比黏度、高切黏度、低切黏度及血细胞比容（HCT）均有明显下降（$P＜0.01\sim0.05$），与治疗前对比有显著性及极显著性差异，而血沉和凝血因子 I 没有明显变化（$P＜0.05$）。

河南医科大学激光医学研究中心观察 40 例患者用激光血管

内照射治疗前后的血液流变学变化有显著性差别（表4-3）。

表4-3　40例患者激光血管内照射前后血液流变学的变化（$\bar{x} \pm s$）

| | 全血黏度 | | 血浆黏度（mPa•s） | 血细胞比容（%） | 红细胞聚集指数 | 纤维蛋白原（g/L） | 血沉（mm/h） |
|---|---|---|---|---|---|---|---|
| | 低切 | 高切 | | | | | |
| 治疗前 | 18.96± 2.6 | 8.0± 1.3 | 2.15± 0.42 | 40.3 | 1.70± 0.25 | 4.02± 0.61 | 36 |
| 治疗后 | 15.16± 1.4 | 6.5± 0.7 | 1.63± 0.08 | 34.7 | 1.50± 0.47 | 3.13± 0.39 | 34.7 |
| $P$ | < 0.01 | < 0.01 | < 0.01 | < 0.01 | < 0.01 | < 0.01 | < 0.01 |

俄罗斯学者Корочкинин认为除以上因素以外，还减少血中具有使血管痉挛和聚集作用的物质（如加压素、血管紧张度、血管紧张原肽和前列腺素$F_{2\alpha}$），而具有血管扩张和抗聚集作用的激素（前列腺环素和前列腺素$E_1$）浓度增加。从而使血液流变学的性质改变。

青岛医学院石秉霞报道，60例动脉硬化患者经弱激光治疗后，红细胞变形指数从0.334±0.016上升到0.365±0.07，治疗前后统计学有明显差异。而对照组（服用阿司匹林）治疗前为0.37±0.021，治疗后为0.37±0.039（$P < 0.05$），差异无统计学意义。

俄罗斯多个学者Кукеевг、Корочкинин、Парионовва等分别报道弱激光可以降低血沉，提高红细胞的变形性和膜流动性，降低血浆纤维蛋白原水平，提高纤溶活性和内源性肝素水平，从而降低血液黏度，使血液处于低凝状态，加速动脉血流，增加静脉回流，增强组织氧合作用，改善血流动力学和组织微循环，特别是对改善急性脑循环障碍，尤其是脑缺血有良好效果。可见脑电图慢波减少，临床症状改善。Горпеевси在机制方面研究认为激光附加的电磁场力使细胞膜构象改变，包括膜受体、膜表面电荷、膜脂质双层、膜蛋白等，膜表面重新分布，使表面负电荷增高，使红细胞和血小板聚集降低，血沉减慢。

激光血管内照射还可使 $\alpha$-抗胰蛋白酶和 $\alpha_2$-巨球蛋白水平下降，从而激活纤溶，血浆纤维蛋白原水平下降。内源性肝素水平的提高可与 AT-Ⅲ 结合，显著加强后者的作用，抑制血小板聚集和磷脂的释放。

河南医科大学也通过 30 例患者（20 例脑梗死、10 例脑血管痉挛）进行激光治疗前后的彩色三维经颅多普勒检查大脑血流速度，证实血液流变学性质改善后，脑梗死患者的大脑动脉平均血流速度明显提高（治疗前 $41\pm20$cm/s 至治疗后的 $48\pm11$cm/s，$P < 0.05$）脑血管痉挛患者大脑血流速度明显降低（治疗前 $103\pm39$cm/s 至治疗后 $81\pm15$cm/s，$P < 0.05$）。

李清美也用同样方法检查激光血管内照射后脑血管疾病 22 例（脑动脉梗化 8 例、脑血栓 9 例、高脂血症 2 例、外伤性头痛 1 例、脑出血恢复期 1 例、颈椎病 1 例）。结果发现，除血流速度变化以外，其频窗在激光治疗前 16 人频窗欠清，1 人频窗消失，治疗后 13 人频窗好转，其中 1 人治疗前有涡流出现，治疗以后涡流消失，治疗前 49 条血管脉动指数升高，治疗后 24 条血管脉动指数恢复正常。以上均说明经过弱激光治疗后，血液流变学性质可改善，血循环可好转。

1979 年 Lorient 观察到 8 例脑缺血患者的红细胞变形能力明显低于对照组。1981 年 Jakuta 的研究也证明这一点。1993 年杨霞春等用 CT 扫描证实脑梗死患者红细胞的变形能力明显低于正常对照组。在微循环中，毛细血管的管径为 $2\sim3\mu m$，相当于红细胞的 1/3，若红细胞变形能力降低，将影响到组织中的气体和物质交换，并使其因通过微循环困难而瘀滞于毛细血管前的微小动脉内。小动脉一旦梗阻，其供血区可出现软化，软化之坏死组织被除去后留下小的腔隙，即形成临床常见的腔隙梗死。故改善红细胞的变形能力是预防腔隙梗死的重要手段之一。一般老年人的红细胞变形能力明显低于中年人，故红细胞变形能力低也可以作为衰老的标志，而弱激光血液辐射可以增强红细胞的变形能力，对缺血性脑血管病和衰老的预防有重要的临床价值。

桂林市人民医院对 53 例冠心病、高血压患者进行弱激光血管内照射治疗，治疗前后观察左手环（无名）指甲皱微循环各项指标。1 个疗程后，可见甲皱微循环各项指标及加权积分值均有非常显著意义的改善（$P < 0.01$）。管襻内血液流态治疗后比治疗前流速增快，线粒流明显增加，粒流明显减少，红细胞聚集现象明显改善，说明微循环得到明显的改善。高血压、冠心病、心肌梗死、脑梗死等心脑血管病患者甲皱微循环的障碍主要是管襻数减少、管襻变细、红细胞不同程度聚集、血流速度减慢，病情加重时，微循环障碍更为明显。中老年心脑血管病变患者甲皱微循环的管襻清晰度、畸形、输入支和流态等指标的异常均明显高于正常人。53 例患者经弱激光血液照射治疗后各项微循环指标均有明显改善，说明这种治疗能改善微循环，降低血液的黏稠度（表 4-4，表 4-5）。

表 4-4　治疗后甲皱微循环某些指标变化

| | 管襻密度（条 /mm²） | 管襻数（条 /mm²） | | 直　径 | | | 管襻长度（μm） | 血流速度（μm/s） |
| --- | --- | --- | --- | --- | --- | --- | --- | --- |
| | | 交叉 | 畸形 | 输入支 | 输出支 | 襻血管 | | |
| 治疗前 | 6.1 | 3.25 | 0.92 | 3.02 | 5.00 | 7.65 | 147 | 675 |
| 治疗后 | 8.9 | 2.00 | 0.32 | 4.40 | 6.02 | 8.80 | 205 | 1011 |
| $P$ | $< 0.01$ | $< 0.01$ | $< 0.01$ | $< 0.01$ | $< 0.01$ | $< 0.01$ | $< 0.01$ | |

**表 4-5 治疗后甲皱微循环加权积分值变化**

|  | 管襻形态 | 血流流态 | 襻周状态 | 总积分 |
|---|---|---|---|---|
| 治疗前 | 1.34 | 2.63 | 0.74 | 4.71 |
| 治疗后 | 0.98 | 0.91 | 0.32 | 2.21 |
| $P$ | $< 0.01$ | $< 0.01$ | $< 0.01$ | $< 0.01$ |

## （三）抗脂质过氧化

人体正常代谢过程中可以产生自由基，少量的氧自由基为生命活动所必需，如物质的合成、细胞的分裂、神经兴奋传导、药物和毒物的生物转化等生理生化反应均需自由基参加。自由基除了在体内各种代谢性化学反应过程中产生以外，其他外界因素亦可诱发其产生（如药物光化学反应、X线照射等）。自由基又称游离基（free radical），包括外轨道具有不配对电子的原子、离子、分子或原子团，其寿命极短，其化学活性极不稳定，活性很强，可与体内脂肪、蛋白质、糖及核酸等发生连锁性快速反应。

1. 当氧自由基的产生和清除正态平衡发生紊乱时，如患缺氧性疾病，人体可以产生大量的自由基，它除了加重脑血管病的病情外，还可以损害蛋白质和酶、核酸物质、细胞膜，还可以诱发以下疾病。

（1）肿瘤：自由基和被自由基活化的致癌自由基。与DNA亲核中心结合，引起基因突变或致癌基因被激活而发生癌变。原发性癌和自由基关系更为密切，脂质过氧化的产物丙二醛也可以和核酸发生交联引起突变，肿瘤中CuZn-SOD的活性下降，Mn-SOD活性也下降。

（2）脑缺血：脑缺血时，由组织细胞内含有腺嘌呤成分的ATP分解为AMP→腺苷→肌苷→次黄嘌呤。同时，由于缺血，能量消耗细胞跨膜梯度破坏，$Ca^{2+}$ 进入细胞内激活蛋白激酶，同时产生 $O_2$，$O_2$ 是自由基的始基，使一系列自由基反应进行下去，细胞结构破坏。由于 SOD 下降，故加强细胞的破坏。

（3）心血管疾病：微血管内皮细胞损伤，其溶酶体被自由基刺激释放各种水解酶，引起细胞组织水肿、坏死。

（4）衰老：不稳定自由基在细胞内堆积，形成高活性分子碎片，干扰代谢而导致衰老。

（5）白内障：血中过氧化脂质增加，可以诱发白内障。给大鼠注射 $^3H$ 或 $^{14}C$-过氧化脂质，可见附着晶体上形成空泡，最后成为白内障。另外，白内障也与维生素E和色氨酸缺乏有关。

但人体存在着一套天然的清除自由基的酶系统，使之呈现一定浓度水平的动态平衡，如人体红细胞内的 SOD 可以清除 $O_2$，过氧化氢酶可以除去过氧化氢，谷胱甘肽过氧化物酶（GSH-PX）可以清除过氧化氢和脂质过氧化物。

2．一些天然或人工的抗氧化剂能清除自由基对人体的损伤，减少脂质过氧化，起到保护细胞膜的作用，其中包括以下几种。

（1）胆固醇：细胞膜脂质双层中镶嵌的胆固醇，具有防止自由基攻击不饱和脂肪酸烯氢链的作用，从而阻止膜过氧化的作用。

（2）维生素 E、维生素 C：具有抗自由基的作用，维生素C 被认为是细胞内重要的抗氧化剂，它对 $O_2$ 和 $OH^-$ 都有一定的清除作用。

（3）甘露醇、二甲亚砜（DMSO）、色氨酸：可以清除 $OH^-$，除去 $OH^-$ 在机体内导致的血管内皮水肿，从而降低小血管阻力。

（4）黄嘌呤：抗痛风药物，有抑制黄嘌呤氧化酶作用，氟

丙拉嗪是 $Ca^{2+}$ 抑制药，可抑制黄嘌呤脱氢酶转化为氧化酶。

（5）神经节苷脂（GM）：能抑制皮质缺血导致自由基增加。

另外，戊巴比妥，胡萝卜素，维生素 A，硒、硫基化合物等对自由基均有防御作用。

但其中最重要的是超氧化物歧化酶（SOD）活力，对减少脑血管疾病等的病死率很有帮助，是临床常用的检测手段。

经临床试验证实，脑动脉硬化患者经过 3 次弱激光照射血液即可使血液中 SOD 升高，这有助于清除体内过多的自由基，避免脂质过氧化等作用的损伤，对防治心脑血管疾病、减少病死率、防止衰老、减少疾病很有帮助。

SOD 水平随着年龄增长而大大降低，这可能与机体在老化的过程中，体内超氧化物自由基累积从而消耗 SOD 过多有关。所以老年人的红细胞内 SOD 水平明显降低，故易生病和衰老。而弱激光进行血液照射治疗，可以提高 SOD，故可以防病和防早衰。据文献报道，在细胞膜完整的条件下，SOD 合成随组织氧含量的增加而加速，患者经激光治疗后，由于激光附加的电磁场力使细胞构象改变，红细胞变形能力增强，进而使红细胞的携氧能力提高，组织在高含氧的情况下，加速 SOD 的合成。据石秉霞报道 60 例脑动脉硬化患者，证明 3 次激光治疗后 SOD 有明显上升（$P < 0.05$），但和健康献血员相比较，仍明显处于低水平（$P < 0.01$）（表 4-6）。

表 4-6　患者治疗前后和献血员 SOD 水平（nU/ml）

| | 治疗次数 | 治疗例数 | $\bar{x} \pm s$ | $P$ |
|---|---|---|---|---|
| 脑动脉硬化组 | 0 | 60 | 97.44±7.6 | ＞ 0.05 |
| | 1 | 60 | 97.6±8.3 | ＞ 0.05 |
| | 3 | 60 | 105.7±6.9 | ＞ 0.05 |

（续 表）

|  | 治疗次数 | 治疗例数 | $\bar{x}\pm s$ | $P$ |
|---|---|---|---|---|
|  | 5 | 60 | $107.9\pm6.2$ | $>0.05$ |
|  | 7 | 55 | $106.3\pm5.7$ | $>0.05$ |
|  | 10 | 54 | $105.8\pm7.0$ | $>0.05$ |
| 对照组 |  | 30 | $115.7\pm10.5$ | $>0.001$ |

　　脑动脉硬化组各次治疗 $P$ 值均与自身治疗前（即治疗 0 次）比较，对照组 $P$ 值是与脑动脉硬化组患者治疗前相比较。由于脑组织缺血再灌注时，产生氧化物阴离子自由基，它可启动自由基连锁反应，使生物膜中多价不饱和脂肪酸生成脂质自由基、过氧化脂自由基等，大量的自由基使组织受到损伤，加重了疾病的过程，增加脑血管疾病的病死率，因此清除自由基是减少病死率的重要因素。激光照射血液治疗可以使红细胞内的 SOD 活性增高，故有助于消除患者体内过多的自由基从而避免脂质过氧化等作用的损伤。

　　河南武警总队医院报道 32 例脑梗死患者用弱激光血管内照射治疗前后 SOD 的变化和单独用药前后 SOD 变化的比较，见表 4-7。

表 4-7　32 例脑梗死激光治疗前后 SOD 对照（nU/ml）

|  | 治疗前 | 治疗后 | $P$ |
|---|---|---|---|
| Fe SOD | $14.48\pm0.57$ | $19.78\pm1.47$ | $<0.05$ |
| Mn SOD | $7.09\pm1.48$ | $9.48\pm1.28$ | $<0.05$ |
| CaZn SOD | $7.68\pm2.47$ | $11.24\pm1.95$ | $<0.05$ |
| Fe SOD | $14.26\pm0.76$ | $16.34\pm0.38$ | $>0.05$ |

(续　表)

|  | 治疗前 | 治疗后 | $P$ |
|---|---|---|---|
| Mn SOD | $6.59\pm1.32$ | $6.92\pm0.99$ | $>0.05$ |
| CaZn SOD | $7.54\pm2.16$ | $7.98\pm3.42$ | $>0.05$ |

可以看出用弱激光进行血管内照射治疗后 SOD 明显增高。

对照组：在 10%葡萄糖液 500ml 加消栓灵静脉滴注，每日 1 次，20 次为 1 个疗程，辅以尼莫地平、阿司匹林、维生素 $B_1$ 等口服。

观察组：在应用对照组药物的基础上加 He-Ne 激光血管内照射，2.5mW，1.5h，隔日 1 次，10 次为 1 个疗程。

俄罗斯学者 Тостишеввк 证明用弱激光进行血管内照射可以加速自由基的清除，有抗脂质过氧化的作用，可使血脂、膜脂代谢正常化，激活 SOD、过氧化氢酶和 NaDpH 氧化酶。Корочкин 也证实用弱激光进行血管内照射可以提高血浆铜蓝蛋白和内源性维生素 E 水平，降低 MDA 毒性。弱激光血管内照射可以解除脂质过氧化对生物膜系统的破坏，膜泵功能的恢复和内皮细胞正常化。经 Гри-Торьева 研究表明，治疗后患者自由基活性显著减弱，SOD 活性明显加强。Постоповам 证明有抗脂质过氧化作用。

李忠如用 He-Ne 激光照射喉炎、鼻旁窦炎、外耳道炎患者，其有效率为 94.5%，治疗后，其 SOD 有明显增加，说明弱激光有清除自由基的作用。但丙二醛（MDA）含量无明显改变。

## （四）抗缺氧

据研究表明，表现在肺换气不足和缺氧性心肌收缩不全后，其缺氧性心律失常和来自气体成分的破坏现象在接受激光血管内照射治疗后可以显著减轻。有学者报道对急性心肌梗死患者进行一次激光血管内照射治疗后，其毛细血管血氧张力增加38%，$PCO_2$下降。ЮдинвАидр和Корочкин等以及Сгебпюкова报道用激光血管内照射可以使血红蛋白与氧气的亲和力下降，红细胞膜2,3-DPG（2，3-二苯肌）堆积，氧离曲线右移，弥散功能增强，血浆氧含量增高及组织的氧合作用好转，组织利用氧的能力增强。BopncoBa认为使用弱激光血管内照射可以激活一些受体（过氧化氢酶、血浆铜蓝蛋白、SOD等）。它们吸收激光能量，产生光活化效应，使细胞利用氧的能力加强，氧化过程活化。另外，对生物聚合物（蛋白质、脂质、膜酶）的非特异性作用，能够使其形态结构和功能状态发生变化，可形成氧的激活因素（单氧），使机体氧化过程产生感应。

### （五）纠正脂代谢异常

高胆固醇和低密度脂蛋白（LDL）在血管壁平滑肌细胞的浸润是形成动脉硬化的基础。LDL侵入血管壁后刺激血管壁平滑肌细胞的DNA合成，细胞发生增生反应，伴随大量的血管外基质形成和沉积，脂蛋白（LPA）可能沉积在动脉内膜，参与动脉粥样硬化，使管腔狭窄，血流量减少，促进血栓形成。高脂血症常并发动脉硬化、冠心病、糖尿病、肥胖、高血压、胆石症等疾病，是老年人常见的病症。

弱激光血管内照射可以因为光能转化为生物内能，调整体内环境，降低血液黏度，提高红细胞的变形能力和携氧能力，改善微循环，激活了各种酶的活性，刺激肾上腺皮质功能，使糖皮质激素增加，使在肝内合成胆固醇、脂蛋白减少，三酰甘油的水解加速。激光血管内照射调节了免疫功能，使巨噬细胞能力增强，加速脂蛋白的降解。

郭蓉芝、王秀勤、周长勇、刘金涛等均有临床报道，对缺血性心脏病患者，弱激光血管内照射可以使患者三酰甘油（TG）、胆固醇（TC）、低密度脂蛋白（LDL）、极低密度脂蛋白胆固醇（VLDLC）较治疗前有明显下降，而高密度脂蛋白（HDL）则升高。HDL 作为载体将组织和血管壁 LDL 带到肝脏，它与 LDL 竞争性地作用于血管壁，故 HDL 水平愈高，则心血管病的危险性愈小，适于冠心病、脑梗死及高脂血症降血脂的辅助治疗。

苏联学者 Карои 用放射性核素法，观察了 30 例经弱激光治疗的缺血性心脏病患者血清脂蛋白酶谱的变化，发现脂肪运输功能改善，红细胞膜胆固醇 / 磷脂比值正常化，从而使膜稳定性提高，离子通道功能恢复正常，解除了由于膜脂异常引起的 $Na^+$-$K^+$-ATP 酶的抑制和膜流动性的下降，恢复红细胞的变形能力，减少血小板和红细胞的聚集性。故降低血脂可以减缓动脉粥样硬化的发展，促进血流量恢复正常，有利于健康（表4-8）。

表4-8　56 例冠心病患者激光治疗前后的血脂分析

| | 胆固醇（mmol/L） | 三酰甘油（mmol/L） | 高密度脂蛋白（g/L） | 低密度脂蛋白（g/L） |
|---|---|---|---|---|
| 治疗前 | 7.76 | 2.15 | 0.46 | 2.11 |
| 治疗后 | 6.04 | 1.85 | 0.57 | 1.71 |
| $P$ | < 0.05 | < 0.05 | < 0.05 | < 0.05 |

### （六）免疫刺激双向调节作用

免疫系统由免疫器官、免疫细胞和免疫分子组成。免疫器官分为中枢免疫器官（胸腺和骨髓）和周围免疫器官（脾脏和周身淋巴结）。免疫细胞包括淋巴细胞系、单核巨噬细胞系和粒细胞系。淋巴细胞系是最重要的免疫细胞，可分为 B 淋巴细胞、

T 淋巴细胞、杀伤细胞（K）和天然杀伤细胞（NK）四类。单核吞噬细胞在骨髓内由干细胞分化成熟而来，进入血液到达各组织内进一步分化为组织巨噬细胞。粒细胞，包括中性粒细胞、嗜酸性粒细胞、嗜碱性粒细胞和肥大细胞。免疫分子在血液和体液中有两类，一类是有特异性的抗体分子，另一类是非特异性的补体分子。

免疫系统最重要的生理功能是对"自己"和"非己"抗原分子的识别及应答，其应答过程是由免疫细胞完成的，免疫细胞对抗原分子的识别活化、分化和效应过程称为免疫应答。其应答过程大致如下（图 4-7）。

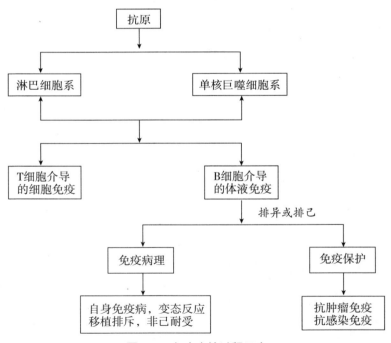

图 4-7　免疫应答过程示意

机体对各种抗原刺激能产生免疫应答并将其调节在适当范围内，使免疫稳定平衡。而免疫失调与多种免疫性疾病有关，免疫调节主要是指免疫应答过程中免疫系统内免疫细胞间的相互制约作用。也证明神经内分泌系统与免疫系统之间也存在着相互制约的关系。

人体 T 细胞的基因程序很复杂，包括免疫调节、识别抗原和执行特殊效应功能的作用。当接触可溶性抗原、细胞表面抗原及抗体激活剂时可产生增殖反应。Tc 在介导淋巴细胞溶解液中具有杀伤细胞活性，并产生一些可溶性因子来影响多种细胞的功能，并且淋巴细胞还参与所有免疫互相调节作用，包括 CD4 和 CD8 的功能。Tc 不仅在细胞免疫而且在体液免疫中存在着相互联系，相互制约的对立统一的关系，CD4 和 CD8 在免疫恒定功能的调节中最为重要。

CD4（辅助 T 淋巴细胞），正常值为 34.6%～45.8%，它可以激活 CD8 发育成杀伤细胞，也辅助 B 细胞增殖分化产生免疫球蛋白，且激发产生辅助因子（诱导 T 细胞、B 细胞、裸细胞和巨噬细胞的增殖）。

CD8（抑制 T 淋巴细胞）：正常值 19.8%～27.4%，有细胞毒功能，它能抑制自身 Tc 混合淋巴细胞培养中的应答反应，也能抑制 B 细胞产生免疫球蛋白。

CD4 和 CD8 有一个正常比值，为 1.35%～2.15%，如比值减低，则出现免疫功能低下。

CD3（总 T 淋巴细胞）其正常值为 54.2%～69.6%。

老年人免疫功能低下，主要是细胞免疫降低，尤其是 T 淋巴细胞，主要表现为 CD3 和 CD4/CD8 比率减少，其 CD4 的活性下降是主要原因，而 CD8 一般变化不大，这是由于老年人胸腺退化，造成 T 淋巴细胞减少，CD4 减少。相反，CD8 可能还会增多，而且 B 淋巴细胞的量或功能均下降，所以老年人患的慢性阻塞性肺炎、支气管炎均与 CD3 和 CD4 降低有关系。

弱激光血管内照射可以使 T 淋巴细胞数目和 CD4/CD8 比值升高，提高 T、B 淋巴细胞的活性，自发玫瑰花结形成数目增多，淋巴细胞转化率提高，中性粒细胞和巨噬细胞吞噬指数增高，免疫球蛋白和补体正常化，循环免疫复合物水平下降等免疫调整作用。

有学者报道用 He-Ne 激光照射淋巴细胞，可加强 E 玫瑰花结反应和胚芽转化作用。有人报道，对 20 例缺血性脑梗死患者用弱激光血管内照射治疗后，补体 C、受体免疫复合物花环率形成。

郑金娟报道用 $142.9W/m^2$（$14.29mW/cm^2$）的 He-Ne 激光照射儿童会阴、中枢、遗尿等穴位，观察到 58% 的儿童 Tc 免疫功能有显著提高，68% 的患儿血 IgG、60% 的 IgA、49% 的 IgM 含量较治疗前提高，其中 IgG、IgA 上升幅度更为明显。中性粒细胞也比治疗前增多，其吞噬百分率也有显著提高。并且观察到在激光照射过程中（近期疗效）以增强体液免疫为主，停照后（远期疗效），以增强细胞免疫为主。

葛通远报道，激光穴位照射可以调节血清中的 IgG、IgM 的含量。对 IgG 亢进的患者治疗中发现其 IgG 值迅速降低，随后又继续升高至正常范围。

Гатапея 报道用激光血管内照射治疗 70 例明显复发脓毒性心内膜炎患者，经 1 个疗程治疗后其淋巴细胞数、单核细胞数增多，IgA 和 IgM 均有上升，表明了免疫功能得以改善。

Демичева 认为经弱激光照射以后，可以使免疫活性细胞分裂能力增强，免疫球蛋白生成速度加速；T 细胞、B 细胞、单核巨噬细胞及中性粒细胞的数目和功能均有改变。如在体液免疫方面，弱激光照射后，IgA、IgM 含量可恢复到正常，IgE 含量亦可上升，正常菌株的抗体滴度和补体 C 浓度升高，巨噬细胞活性增强，在急性肺炎、支气管哮喘和慢性阻塞性肺病的治疗中证实，弱激光具有调节和改善免疫功能的作用。

李煜庭曾报道用弱激光进行血管内照射治疗 23 例老年患者，其中慢性支气管炎急性发作 19 例，脑梗死 4 例。治疗前 CD3、CD4 值均明显低于正常值，$P < 0.01$。治疗后 CD3、CD4 值明显升高，$P < 0.01$。CD4/CD8 比值趋向正常。CD8 值虽有下降，但无统计学意义（表 4-9）。

表 4-9　弱激光血管内照射前后 Tc 亚群的变化

| CD3 | | CD4 | | CD8 | |
|---|---|---|---|---|---|
| 治疗前 | 治疗后 | 治疗前 | 治疗后 | 治疗前 | 治疗后 |
| 34 | 43 | 29 | 30 | 22 | 31 |
| 40 | 58 | 29 | 40 | 20 | 21 |
| 49 | 53 | 38 | 42 | 22 | 24 |
| 47 | 48 | 24 | 31 | 25 | 26 |
| 53 | 61 | 37 | 30 | 25 | 34 |
| 42 | 54 | 37 | 37 | 29 | 29 |
| 46 | 47 | 33 | 35 | 34 | 25 |
| 42 | 47 | 36 | 33 | 23 | 23 |
| 41 | 49 | 23 | 28 | 18 | 24 |
| 37 | 47 | 22 | 36 | 27 | 22 |
| 32 | 48 | 24 | 32 | 26 | 24 |
| 49 | 46 | 35 | 38 | 26 | 19 |
| 45 | 56 | 29 | 36 | 23 | 20 |
| 40 | 54 | 25 | 26 | 18 | 30 |
| 35 | 42 | 24 | 34 | 23 | 19 |

| CD3 | | CD4 | | CD8 | |
|---|---|---|---|---|---|
| 治疗前 | 治疗后 | 治疗前 | 治疗后 | 治疗前 | 治疗后 |
| 46 | 31 | 20 | 34 | 20 | 15 |
| 42 | 53 | 35 | 33 | 23 | 34 |
| 39 | 42 | 28 | 35 | 34 | 31 |
| 40 | 36 | 20 | 29 | 21 | 21 |
| 40 | 44 | 22 | 26 | 23 | 19 |
| 42 | 53 | 35 | 33 | 23 | 34 |
| 46 | 44 | 23 | 28 | 28 | 20 |
| $P < 0.01$ | | $P < 0.01$ | | $P < 0.05$ | |

### （七）降低体内中分子水平

用液相层析方法借助分子筛 SepH-adex G-25 将体液分为 3 个组分。

（1）大分子物质：分子量＞5000 的组分，主要为蛋白质等大分子物质。

（2）中分子物质：分子量为 300～5000 的组分，主要为小肽类（通常为 2～10 余个氨基酸残基组成的肽）等中分子物质。

（3）小分子物质：分子量＜300 的组分，主要为无机离子以及肌酐、尿素、尿酸和葡萄糖等小分子物质。

以前均认为尿毒症是由血中的尿素、肌酐和尿酸等小分子有机物引起。但 1971 年 Babb 提出 MMS 参与多种疾病（如肝性脑病、急性烧灼伤、毒血症、心肌梗死、免疫抑制和肿瘤性中毒等）的发病机制，这些中分子物质具有明显的致病作用。

中分子物质对机体的损伤主要是抑制红细胞生成；抑制血

红蛋白的合成；抑制糖原异生和 DNA 合成；抑制白细胞的游走和吞噬活性；抑制成纤维细胞的增殖；抑制淋巴细胞和绵羊红细胞形成玫瑰花结；抑制多种酶（乳酸脱氢酶，转铜酸激酶，腺苷酸环化酶和磷酸烯醇式丙酮酸激酶等）的活性。由于体内多种酶受到抑制，从而导致糖、脂肪、蛋白质和能量代谢障碍，阻碍生物膜的运送功能。MMS 的来源可能有以下 3 种途径。

①外源性来源：食物通过胃肠进入血液中的蛋白质分解产物，应用某些药物以及误食一些有毒物质。

②内源性来源：蛋白质分解代谢性来源，这是中分子的主要来源。如尿毒症患者透析液中发现的三肽（组 - 甘 - 赖），可能是血纤维蛋白溶酶作用于血红蛋白而形成。尿毒症患者透析分离出的七肽（组 - 脯 - 丙 - 谷 - 门 - 甘 - 赖），也可能是血纤维蛋白溶酶作用下由 β- 微蛋白降解而成。通过本身降解产生中分子肽的蛋白质，还有胶原蛋白、血清蛋白和纤维蛋白原等。

③细菌性来源：肠道细菌生命活动的产物。尽管 MMS 的化学本质并不都是小肽，其中还包括寡糖、核苷酸、维生素等，但是中分子物质的许多生物学作用与中分子肽的关系极为密切。

这些 MMS 物质的堆积（体内浓度过高），就会对机体产生不良反应，而出现各种疾病症状，所以清除 MMS，使血液净化，成为治疗某些疾病的手段之一。如透析（血液、腹膜）、过滤、血液灌流（血液吸附、消化道吸附）、离心（或膜）、分离（血浆分离、血细胞分离）、照射（紫外线照射自血回输疗法、激光血管内照射）等。

激光血液疗法可以降低 MMS，这是由于血液中分子吸收高能量光量子，分子处于激发态，提高分子能量水平，使中分子物质裂解或聚合，从而降低了血浆中分子物质的含量。

王强测定 20 例脑动脉硬化、血管性头痛患者，经弱激光血管内照射治疗后，血中 MMS 含量呈下降趋势，治疗 4 次后达到最低值，与治疗前比较，有统计学意义（$P < 0.05$），在其后的治疗中略有回升，但仍低于治疗前。

庄宝玲也统计 22 例心脑疾病（包括病毒性脑炎、细菌性脑膜炎、脑梗死、病毒性心肌炎、脑炎后遗症等），证明患儿在治疗前 MMS 含量显著地高于健康儿对照组（$P < 0.05$），治疗后有显著的降低（$P < 0.05$），由此可见激光血管照射治疗对清除体内中分子毒性物质有显著的效果（表 4-10，表 4-11）。

表 4-10　激光血管内照射对血浆 MMS 含量的影响

| 治疗次数 | 例数 | $\bar{x} \pm s$（U/L） | $P$ |
|---|---|---|---|
| 0 | 20 | $3230 \pm 620$ | |
| 2 | 20 | $3130 \pm 490$ | $> 0.05$ |
| 4 | 20 | $2950 \pm 560$ | $< 0.05$ |
| 6 | 20 | $3000 \pm 840$ | $> 0.05$ |
| 9 | 20 | $3000 \pm 510$ | $> 0.05$ |

表 4-11　激光血管内照射对血浆 MMS 含量的影响

| | 患儿组（$n=22$） | | 健康儿组（$n=30$）对照组 |
|---|---|---|---|
| | 治疗前 | 治疗后 | |
| $\bar{x} \pm s$（U/L） | $2900 \pm 720$ | $2190 \pm 310$ | $2520 \pm 290$ |

程洁銮等进行对狗的弱激光血管内照射也证实，血浆 MMS 含量经照射后能降低血浆中分子含量。$1.7 \pm 0.1 \text{mW}$ He-Ne 激光照射 3 次，其血浆 MMS 含量即从 $102 \pm 9$ 降至 $54 \pm 11.2$。

北京地区健康人血浆 MMS 的正常值为 2300±170U/L，30－70 岁不同年龄组间无显著差别（$P > 0.05$），而在某些疾病时，如急性脑血管病、化脓性感染等，患者血液中 MMS 含量均增高。

### （八）改善微循环

微循环的功能、形态和代谢的完整是维持人体器官正常功能所不可缺少的条件。微循环不仅能保证组织的正常代谢，维持机体内环境的稳定，而且在有些脏器还直接参与和完成脏器的特殊功能。近几年来随着微循环研究的深入，发现一些疾病的发生、发展和恢复过程，都存在着微循环的变化，如休克、心脑血管疾病、高血压、糖尿病、血管闭塞性疾病等，其发病机制中的重要环节不是首先在体循环，而是在微循环。所以研究微循环所得的结果，对分析病情、疾病的预后、治疗效果的预测具有重要价值。

微循环主要包括微动脉、中间微动脉、毛细血管的前括约真毛细血管、动 - 静脉短路、微静脉。

1. **微循环的主要功能**　最基本的功能是血液在微循环中进行物质交换。

（1）运输和传递：毛细血管向全身各脏器、组织细胞运送氧气及营养物质，而将代谢产物带走，保证组织细胞的正常生理功能。

（2）摄取和吸附：内皮细胞具有多种受体，可摄取或吸附儿茶酚胺、5- 羟色胺、缓激肽、血管紧张素、肝素和凝血酶等物质。

（3）合成：毛细血管内皮细胞可以合成 10 多种物质，如抗血栓因子、胞浆素原激活因子、Ⅷ因子、血液抗原、组织因子、依前列醇（前列环素，$PGI_2$）、Y-GT、胶原纤维、转换酶、游离脂肪酸等。

（4）防栓：$PGI_2$ 和胞浆素原激活因子可以防止血栓形成。

（5）再生：毛细血管内皮细胞有分裂、增殖、更新的能力，形成新的毛细血管或修复损伤的内皮细胞。

除上述毛细血管功能外，微循环可以因静水压和渗透压的改变，保持血管内和细胞外水分子的动态平衡，微循环还以其巨大的容量参与对循环血流量和血压的控制，对机体生理或病理需要的血液重分配的调节起重要作用。

2. 微循环的调节机制　人体在内外环境的变化中（如气温、气压的变化），昼夜起居、劳动与休息等都要求循环系统有相应的调节能力，也要求微循环有完善的调节机制，这种调节受多种因素的影响，大概有如下几个方面。

（1）神经调节：细小动脉是受自主神经支配的（交感神经和迷走神经），细静脉也受交感神经和副交感神经支配，但收缩不如细动脉明显。毛细血管有无神经支配现仍有争议。

（2）体液调节：一般认为全身性体液因素多使微血管收缩，局部体液因素多使微血管扩张，前者血管收缩因子为去甲肾上腺素、肾上腺素、5-HT、血管紧张素等；后者为血管舒张因子，如组胺、缓激肽、白细胞诱素和蛋白酶、溶酶体酶及腺苷化合物、乳酸、$CO_2$ 等。

（3）微血管受体调节：微血管上有 $\alpha$ 和 $\beta$ 两种肾上腺素能受体，前者使血管收缩，后者使血管扩张，不同脏器血管内受体分布是不同的，如脑和肾血管主要受体是 $\alpha$，骨骼肌血管受体主要是 $\beta$。

（4）微血管的特殊调节：主要包括以下 4 种调节。

一是被动调节和自我调节。被动调节受动脉血压的影响，动脉血压下降，微血管收缩，微循环灌注量下降。而另一种自我调节则不受动脉血压的影响。

二是毛细血管通透性的调节。毛细血管壁很薄，约 $1\mu m$，有很强的通透功能，是物质交换的主要场所。

三是微血管内皮细胞的调节。其内皮细胞本身的胞质可向管腔内突出，可长达数微米，可调节局部灌注量，如管腔部分或完全阻塞，使血流缓慢，增加血流阻力，严重时甚至"储蓄"血液，易形成微血栓。

四是微血管自律性调节。微血管有一种独特的频率和振幅的自律运动波，和血压、心率无关，它起第二心脏的作用，将使微循环内的血液灌注到组织细胞内，供给组织细胞氧和营养物质。因为单靠心脏泵的压力很难将血液输送到器官和组织的毛细血管网。这种自律运动波由近心端向远心端呈波浪形传播，而且和微血管粗细有关，血管越细，其自律运动波的频率越高，振幅越大。

微循环障碍主要表现为微循环血流速度减慢，红细胞不同程度聚集，管襻数减少，管襻变细，管襻畸形（膨大或狭窄），有扭曲与绞绕，血管有长时间的"颗粒"状态和停留，有时可观察到白的血栓。

临床中最常用的微循环检查是甲皱微循环检查，因为甲皱微循环是全身微循环的一部分，它在一定程度上反映全身微循环的状态，随着疾病程度好转，微循环的障碍也得以改善，这种微循环的改变先于眼底血管的改变，中老年人心脑血管疾病患者其甲皱微循环明显地不如正常人。

弱激光血管内照射在临床上可以使血沉、低切变率下全血黏度、血浆凝血因子 I 和血小板聚集均有不同程度下降，内源性肝素水平增加，红细胞变形能力提高，更有利于微循环的改善。

唐小山观察用弱激光血管内照射治疗 60 例心肺疾病患者，观察其甲皱微循环，均有明显改善（表 4-12 至表 4-14）。

表 4-12　激光治疗前后甲皱微循环血液流态变化（$n=60$）

|  |  | 流　　态 | | 红细胞聚集（度） | | | |
|---|---|---|---|---|---|---|---|
|  |  | 线粒流 | 粒流 | 无 | 轻 | 中 | 重 |
| 治疗前 | $n$ | 12 | 48 | 0 | 4 | 40 | 16 |
|  | % | 20.0 | 80.0 | 0 | 6.7 | 66.7 | 26.7 |
| 治疗后 | $n$ | 49 | 11 | 3 | 37 | 20 | 0 |
|  | % | 81.7 | 18.3 | 5.0 | 61.7 | 33.3 | 0 |
| $P$ | | < 0.01 | | < 0.01 | | | |

表 4-13　激光治疗前后甲皱微循环某些指标变化（$\bar{x}\pm s$, $n=60$）

| | 管襻密度（条/mm²） | 管襻交叉畸形数（条/cm²） | 直　径（μm） | | | 管襻长度（μm） | 血流速度（μm/s） |
|---|---|---|---|---|---|---|---|
| | | | 输入支 | 输出支 | 襻顶管 | | |
| 治疗前 | 6.7±1.8 | 4.1±0.9 | 3.2±1.2 | 5.5±1.3 | 7.7±1.3 | 148±57 | 673±130 |
| 治疗后 | 8.9±1.5 | 2.5±0.4 | 4.1±1.3 | 6.6±1.2 | 8.8±1.6 | 200±69 | 990±161 |
| $P$ | < 0.01 | < 0.01 | < 0.01 | < 0.01 | < 0.01 | < 0.01 | < 0.01 |

表 4-14　激光治疗前后甲皱微循环加权积分值变化（$n=60$）

| | 管襻形态 | 血流流态 | 襻周状态 | 总积分 |
|---|---|---|---|---|
| 治疗前 | 1.30±0.51 | 2.46±0.92 | 0.68±0.17 | 3.90±0.81 |
| 治疗后 | 1.06±0.32 | 0.91±0.52 | 0.32±0.05 | 2.38±0.41 |
| $P$ | < 0.05 | < 0.01 | < 0.01 | < 0.05 |

60 例患者在弱激光血管内照射治疗前，甲皱微循环均有障碍；治疗后，管襻数、管襻长度、管径均比治疗前增加，管襻

交叉畸形数比治疗前明显减少（$P < 0.01$）。管襻内血液流态，治疗后比治疗前流速增快，线粒流明显增加，粒流明显减少，红细胞聚集现象非常显著地改善（$P < 0.01$）。从而明显地改善微循环。

### （九）消炎和抗感染作用

小功率激光不能像紫外线那样对细菌、病毒有直接杀灭作用，但可以加强细胞及体液免疫功能和解毒作用，加强白细胞的吞噬功能，可增强巨噬细胞的活性，使 α- 球蛋白及补体滴度增加。弱激光照射治疗炎症性疾病的机制主要是刺激机体的防御能力，使免疫功能加强，交感 - 肾上腺系统活力增高。还可以提高抗生素的疗效，降低感染的病死率，故常用于急慢性化脓性感染、急慢性肺脓肿、肺炎、腹膜炎、胰腺炎、肝胆外科疾病、外科毒血症、外科与妇产科手术后并发症等的综合治疗。如有报道用 He-Ne 激光静脉内照射治疗对化脓性腹膜炎有明显效果，可加速患者全身状态好转，使体温降至正常，腹膜刺激症状消失，这是由于激光照射血液可以产生机体更深部的弥漫性反应。俄罗斯学者 Стадинги 在 1991 年报道用 He-Ne 激光血管内照射治疗颌面部化脓坏死性炎症，这种炎症往往并发脓毒败血症、肺炎和纵隔炎。32 例中有 24 例是口腔癌扩大根治术后并发化脓坏死，有 8 例是颌周弥漫性蜂窝织炎，使用激光末端输出 4mW，每日 1 次，每次 30min，5 次为 1 个疗程。结果治疗 2～3 次，有 28 例体温恢复正常，有 24 例创面坏死物被清除并有肉芽形成，炎症区浸润，水肿和疼痛减轻。蜂窝织炎病例，其炎性嚼肌挛缩明显减轻，伤口停止化脓，愈合期缩短 5～7d，口腔癌术后病例伤口愈合期缩短 8～10d。

Гатапея 报道用弱激光血管内照射治疗 70 例明显复发的脓

毒性心内膜炎患者，经 1 个疗程治疗以后均有明显好转。

用弱激光血管内照射治疗还可以预防急性胰腺炎水肿期的大多数患者转化为化脓期。用弱激光血管内照射治疗脓毒症患者也是有效的，经 2～3 个疗程可以取得显著疗效，应同时应用抗生素、脱敏药和其他治疗方法。

有人用弱激光血管内照射治疗 25 例手术后阻塞性黄疸患者，能促使胆管引流区炎症减轻，比对照组取出引流管平均早3～5d，该疗法治疗外科患者总的倾向是，能促进炎症早日恢复正常，加速白细胞恢复正常。值得提出的是，这种弱激光治疗仅为辅助治疗手段，不能停止其他治疗方法。

### 三、弱激光鼻腔内照射治疗机制

鼻腔内照射在我国开始于 1996 年，毛海涛、李诗美、李彬等均有报道。

#### （一）机制和优点

1. 鼻腔内有丰富的血管网，如动脉的黎氏丛、静脉的克氏丛，老年人还有吴氏静脉丛。而且鼻黏膜血管深层的血液可以不经过毛细血管，而从小动脉直接进入小静脉（动静脉吻合支）。鼻黏膜血管有 60% 经过这种动静脉吻合支，Drettner 和Aust 认为鼻甲组织血流量比肝、脑和肌肉等组织相对多更多。另外，鼻腔内还有丰富的自主神经，如颈内动脉交感神经丛组成的岩浅神经和面神经分出的岩浅大神经（副交感神经），任何刺激鼻腔内感受器均可以反射性地改变内脏的活动（如心、胃等）。

2. 鼻黏膜固有层和黏膜下层有很多与免疫机制关系密切的浆细胞、淋巴细胞、肥大细胞，产生溶菌酶的组织细胞；吞噬和溶解细菌的白细胞、巨噬细胞等。弱激光还能以补充细胞生物能为目的动员代偿、免疫、防御机制。

3. 鼻腔和颅腔有密切的关系，除鼻腔顶为颅前窝的底、蝶窦顶壁为颅中窝的底、鼻腔顶壁与筛骨筛状板等很接近以外，还有某些潜在的微细的通道，如 Rake 证明普鲁士蓝可以经鼻腔进入蛛网膜，Lawtonin 和 Ross 也证明滴入鼻腔的汞溴红可在数分钟内扩散到蛛网膜，所以为脑部疾病的治疗创造了有利条件。

通过对鼻腔进行弱激光照射可以直接或间接地改善心脑血管缺氧缺血性疾病和其他器官的疾病。有人认为，它可以激活占脑神经元 90% 的"睡眠脑神经元"，因而产生光化学和光物理作用，使蛋白质的分子构象发生改变，使机体产生一系列生物学效应，如改变血液流变学性质、降低血黏度、抑制血栓形成、改善局部血循环，进而使 LDH（乳酸脱氢酶）、SDH（山梨醇脱氢酶）和 GDH（葡萄糖脱氢酶）活性增强，加强糖代谢，增强机体的免疫力。

由于鼻腔内半导体激光对患者治疗比 He-Ne 激光血管内照射有很大的优势，如体积小、重量轻、操作方便、寿命长（半导体激光比 He-Ne 激光寿命长 5 倍）、耐用、能量转换效率高等优点，而避免了由于反复血管穿刺造成血管内皮损伤，给患者也造成一定的疼痛，对一些患者不适用，如儿童、行动不便的患者或老年人，特别是必须要在医院进行治疗的患者。而这种便携式半导体激光治疗仪则适合走向社区，走入家庭，成为人们保健和治疗的健康卫士，在看电视、亲友交谈、旅游时均可随时使用，所以这种治疗仪一定会成为受家庭欢迎的治疗工具，成为最有发展前途的保健仪器。

鼻腔血管的激光照射的疗效确切，国内已有很多的文章进行报道，主要集中在心脑缺血缺氧疾病方面，报道中包括治疗

Parkinson 病、失眠症、脑卒中后抑郁症、Alzheimer 病、顽固性头痛、头面部疼痛、脑血栓、缺血性脑血管病，还有高脂血症、冠心病、心肌梗死等。而且证明它可以降低 $\beta$- 类淀粉样蛋白，增加褪黑素合成、SOD（超氧化物歧化酶）活性、$\beta$ 内啡肽，降低红细胞异常率、CCK-8、低切黏度及血细胞比容和血脂。

### （二）治疗方法

半导体激光治疗仪的治疗方法是将激光导头插入鼻腔内进行激光照射，其照射波长可以为 630、650、670、532nm 不等，其中照射 650nm 的红光最普遍，激光照射功率可随疾病种类、患者个体情况适当调节。如需要兴奋，则以小剂量开始（2～3mW）；如需要抑制，则功率适当增大（4～5mW 或更大）。如小剂量治疗无明显效果，可适当增加剂量；如治疗后反应加重（如鼻孔发干等），则降低剂量。照射时间为 0.5～1h。

参考中医的补泻理论，以强度弱、频率慢、作用时间相对短的为补，而强度强、频率快、作用时间长的为泻。对于鼻腔激光照射的功率应当稍高于血管内照射，因为激光通过黏膜组织、黏膜下和血管壁有一定衰减。故参考以下数据（表 4-15）。

表 4-15　弱激光鼻腔内照射对不同功用所使用的激光功率、频率和时间

| 功　用 | 功率（mW） | 频率 | 作用时间（min） | 照射部位 |
|---|---|---|---|---|
| 活血化瘀 | 中重 4～5 | 快 | 长 60～95 | 鼻腔内照射 |
| 扶正固本 | 轻 2～3 | 慢 | 短 20～30 | 鼻腔内照射 |
| 清热解毒 | 重 4～5 | 快 | 长 45～60 | 鼻腔内照射 |
| 益智补脑 | 轻 2～3 | 慢 | 短 20～30 | 鼻腔内照射 |
| 醒神开窍 | 中 3～4 | 中 | 中 30～45 | 鼻腔内照射 |

关于治疗时间问题，中医认为上午阳气盛（阳中之阳），

宜用于抑郁性疾病，而下午阳气衰则适合用于亢奋的疾病，一般失眠的患者，在夜晚睡眠之前治疗为宜。一般是 10～15 次为 1 个疗程，这主要是根据 Mester 提出的抛物线效应，随着 He-Ne 激光刺激次数增加，从第 3 天开始，反应强度也增加，到第 10～17 天达到最大值，如继续刺激下去则效应会逐渐减弱，到一定程度就会变成抑制作用。需中间休息 1 周左右再进行下 1 个疗程。如为慢性疾病，如血脂、血压高必须按疗程进行治疗，累积起治疗效果。

治疗次数一般每日 1 次，但急性期可以每日治疗 2 次，甚至每日 3 次，如戒毒患者的治疗等。2 个疗程之间间隔时间为 5～15d。

激光治疗后的持续效应有多长，1 个疗程结束需休息多长时间为宜？从章萍对犬的治疗 1 个疗程后的实验观察可以看出，血液流变学、红细胞内乳酸脱氢酶（LDH）和 T 淋巴细胞非特异性酶（ANAE）的活性、血浆 SOD 浓度、LPO 浓度等指标均无明显变化，直到 15d 左右，各项指标才开始恢复，故 2 个疗程间隔最长可达 15d 左右。

弱激光疗法在临床上应用相当广泛，已被世界各国作为物理治疗方法之一，分别简述如下。

## 一、神经系统

### （一）脑血管病

通常称为"脑卒中"，是一种致残致死之常见病，和心脏病、恶性肿瘤构成人类三大死亡原因之一。其中包括缺血性脑血管病变——脑梗死，占 85% 左右，还有出血性脑血管病变，常由于高血压或脑血管病病变引起出血，即脑出血。

2000 年杨玉庆用弱激光对兔子进行鼻腔照射，发现脑电图活动有明显变化。

2001 年深圳人民医院肖学长用单光子电子计算机断层（sptct）脑灌注观察用鼻腔内照射 18 例脑梗死患者，证明照射 30min 后缺血区的脑血流量均有明显改善，而且脑功能活动比治疗前明显增强。

大家知道脑出血，占脑血管病变中的 10%～20%，而且和高血压有明显关系。过去对这些患者不敢用激光治疗，怕引起血流加快、血管扩张，引起再出血。实际上经统计，中国和日本脑出血后再出血发病率为 2%～12%。

事实上，对脑出血恢复期患者用弱激光鼻腔内照射不会诱发再出血。这方面 1992 年王成轻即用弱激光血液辐射治疗 27 例高血压引起的脑出血。基本痊愈率 33.3%，显效率 33.3%，有效率 11.1% 总有效率可达 77.8%。而对照组 34 例，基本痊愈率 17.6%，显效率 20.6%，有效率 26.5%，总有效率 64.7%，平均住院时间缩短到 6～8d，且未再引起出血。

### （二）脑血管性痴呆

WHO 报道，65 岁以上老人，智力障碍的达 10%，其中 50% 可以发生痴呆。80 岁以上老人痴呆患病率可达 25%～30%，我国正以每年 50 万人的速度在增长。而弱激光血液辐照则对此病治疗有所帮助，它可以起到预防、保健和辅助治疗的效果。

我国著名的激光专家，中科院院士刘颂豪非常重视，曾用弱激光照射血液结合电针治疗 33 例血管性痴呆，另 33 例作为对照组，共治疗 42 天，其有效率可达到 69.7%，而单纯用药物组仅为 21.2%，说明这种疗法可以促进痴呆患者的智能、社会活动能力和日常生活自理能力的康复。

### （三）帕金森病

这些病人多由于体内多巴胺含量减少，而弱激光照射血液可以激活体内多和酶。如多巴脱羧酶，使多巴加快形成多巴胺而起到治疗效果。

青岛大学医学院李清美曾用弱激光鼻腔内照射治疗帕金森病人，观察血浆中 CCK8 的含量（CCK8 与帕金森病在脑内某些神经元共存，而且参与帕金森病系统代谢障碍所致帕金森病的发病机制）经 10 次治疗后，总有效率为 86%，显效率

25.6%，有效率 60.4%，无效率 14%。CCK8 含量治疗后含量较治疗前明显减少，而对照组则无显著变化。

### （四）周围神经疾病

除了中枢神经系统疾病，弱激光疗法对周围神经疾病的治疗也很有效果，如糖尿病引起的末梢神经炎、三叉神经痛、面神经麻痹、多发性神经炎，等等。

1997 年练风江报道用弱激光治疗 18 例面瘫患者，治愈率为 100%，治愈天数最短 7d，最长 17d。而对照组 12 例中 10 例治愈，2 例好转，治愈率 83.3%，治愈天数最短 13d，最长者达 50 d。

刘绵锈报道一例三叉神经痛患者，患者长期服用卡马西平，仍不能控制发作，发作时左颞部、颊部阵发性剧痛，进食、洗脸常诱发疼痛，剧痛时伴有流泪、面部皮肤发红，用激光治疗一次疼痛即好转，2 次疼痛明显减轻，刺激面部未再诱发疼痛。

值得推广的是，周围神经疾病除了用鼻腔内照射外，加上激光穴位照射效果更佳。如三叉神经痛、面神经炎、枕大神经痛、坐骨神经痛等，具体穴位可参照有关穴位的章节。

## 二、心血管系统

对于心脑缺血、缺氧性疾病，弱激光治疗是首选，对其治疗有明确的作用机制，疗效确切。

### （一）高血压

高血压是心脑血管病的罪魁祸首，弱激光照射有明显的降压效果。

李华用弱激光治疗 36 例高血压患者，其总的有效率为

83%。而对照组仅有 43%，两组差异有显著性。

激光除鼻腔照射以外，加上人迎、涌泉、曲池、神门、内关等穴位效果更好。

### （二）冠心病

冠心病是由冠状动脉痉挛或动脉粥样硬化引起的血管管腔狭窄或阻塞发生的冠状循环障碍。

俄罗斯率先用弱激光照射血液的方法来减少心肌梗死的坏死面积，降低心肌梗死的并发症，降低肺水肿、心源性哮喘和心源性休克的病死率。

1995 年荆忧用弱激光血液照射和单用 Aspire 治疗冠心病患者各 60 例，各治疗一个疗程后，对两组心绞痛程度进行比较，结果激光组显效 34 例，有效 19 例，无效 7 例，总有效率可达 88.3%。而 Aspire 组，显效 29 例，有效 15 例，无效 16 例，总有效率 73.3%。而心电图改变激光组总有效率 88.3%，Aspire 组总有效率为 66.7%。两组心绞痛缓解和消失时间，激光组为 6.9d 左右，而 Aspire 则为 9.8d 左右。

以上均说明激光照射血液可有效地保健、预防和治疗冠心病。

### （三）脉管炎

脉管炎是指周围血管的炎症，包括动脉、静脉发生的功能或器质性疾病，如闭塞性动脉粥样硬化症、闭塞性动脉内膜炎、血栓性静脉炎、雷诺现象等。

王凤芹报道治疗 12 例闭塞性动脉硬化患者，结果 8 例治愈，显效 2 例，有效 1 例。

陈晶报道治疗 6 例血栓性脉管炎，赵成阁治疗 10 例大隐静脉曲张合并严重的血栓性静脉炎 10 例，经治疗后均有显著疗效。

## 三、呼吸系统

最常见的是慢性支气管炎，支气管哮喘和肺部感染用弱激光治疗也是很有效的，因为弱激光照射血液可以消炎、祛痰、止咳和抗痉挛。

### （一）慢性支气管炎

广州红十字会医院对 19 例慢性气管炎进行弱激光治疗，其免疫功能均明显升高，CD3 和 CD4 明显提高，CD4/CD8 比值也超过正常值。

### （二）支气管哮喘

郭小平也对 80 例支气管哮喘患者经综合治疗效果不佳者，加用弱激光照射后，临床症状缓解率可以达到 97.7%，而对照组只有 82.5%。

### （三）肺部感染

除常规控制感染以外，加用弱激光治疗，可以大大提高疗效。

1995 年李玉芳报道弱激光加抗炎治疗肺部感染，总有效率可达 96%。治愈率为 64.2%，而对照组总有效率只有 78.2%，治愈率为 39.1%。

## 四、内分泌系统

### （一）糖尿病

是中老年常见的病，中国人的患病率已达到 3%～5%，人数已达到 4000 万以上。糖尿病是全身微血管病变，会出现血管底膜增厚、微血管扭曲，形成微血管瘤，使出现严重的并发症，致残、致盲率均增高，并发肾脏疾病也会造成肾功能衰竭。

1995 年王英等报道用弱激光照射血液治疗 30 例糖尿病患者，另外 30 例作为对照。治疗结果：激光组中痊愈 19 例，有效 10 例，无效 1 例，痊愈率 63.3%，总有效率可达 96.6%。而对照组（药物组）痊愈 8 例，有效 17 例，无效 5 例，痊愈率 26.7%，总有效率为 83.4%，激光组的治疗效果明显高于药物组。

### （二）甲状腺功能亢进

临床有报道用弱激光血液照射加上局部照射取得好的效果。1995 年黄可良报道除激光血液照射以外，加用扶突穴（可降低 T3、T4）如眼突明显，可加用眼周围的穴位，如睛明、攒竹、瞳子髎、四白等），作者共治疗 120 例 Graves 病，其中用药物加局部照射共 110 例，痊愈 65 例，显效 28 例，无效 7 例，半年内复发 31 例（47.6%），痊愈率 59%。另外一组用药物加上激光血液辐照，共治疗 54 例，痊愈 36 例，显效 15 例，无效 3 例，半年内复发 15 例（28%），痊愈率为 60%。用药物加上激光局部照射加上血液辐照治疗共 120 例，痊愈 96 例，显效 21 例，无效 3 例，半年复发 5 例（4.1%），痊愈率为 80%。

## 五、运动系统

包括软组织损伤、风湿性关节炎、类风湿性关节炎和痛风骨性关节炎、骨折等。

### （一）软组织损伤

弱激光治疗可以改善血液循环，可以促进软组织损伤的修复。

1995 年黎品基报道，用弱激光治疗 10 例腰背部损伤患者，结果 4 例完全恢复，5 例明显好转，1 例症状有所改善。

## （二）各型的关节疾病（痹证）

包括风湿性关节炎、类风湿性关节炎、痛风性关节炎。

杨东红报道用弱激光治疗 50 例痹证患者，（其中风湿性关节炎 33 例，类风湿性关节炎 12 例，痛风性关节炎 5 例）。

经中医辨证属风寒湿痹 44 例，热痹 6 例。

经弱激光治疗后，显效 18 例（36%），均为风寒湿痹，有效 26 例（52%），其中风寒湿痹 25 例、热痹 1 例，无效 6 例（12%），其中风寒湿痹 1 例，热痹 5 例，总有效率 88%，其中风寒湿痹占有效率的 86%，热痹占有效率的 2%。

吴净也报道用弱激光治疗类风湿性关节炎 32 例，总有效率 96.87%，疗效优于对照组（总有效率 86.36%）。

## （三）骨折

弱激光照射可以使创伤骨折手术后由 30% 有效率成为 71.5%，而对照组只有 40% 的有效率。

# 六、泌尿系统

弱激光血液照射可以改善急性肾衰竭、肾病综合征、慢性肾衰竭、男性性功能低下的症状，故可以用之作为泌尿系统疾病的辅助治疗方法。

## （一）急性肾衰竭

可以引起无尿、少尿及其引起的电解质紊乱、水潴留等一系列尿毒症症状，这些患者大多数需要进行透析治疗。

杨霓芝等用弱激光由辐射治疗配合中药保守灌肠治疗三例急性肾功能衰竭患者，经弱激光照射后，3 例患者恶心、呕吐消失，疲乏无力减轻，由少尿期变为多尿期，治疗中未出现心力衰竭和严重的电解质紊乱、酸碱平衡失调和消化道出血并发症，其中 2 例血肌酐、尿素氮恢复正常，1 例明显改善。

徐吉仙也报道治疗 8 例急性肾炎，慢性肾炎引起肾功能不全，结果治愈 5 例，好转 2 例，无效 1 例。

### （二）慢性肾衰竭

常见的是慢性肾小球肾炎引起的慢性肾衰竭，逐渐发展成尿毒症。用弱激光血液辐照可以增加肾血流量，使肾小球滤过率明显提高，24 小时尿蛋白明显下降，贫血改善。

徐吉林报道治疗 8 例慢性肾功能不全患者，结果 5 例治愈，2 例好转，1 例无效。

### （三）肾病综合征

也是由于肾小球病变所致，大量蛋白从尿中排出，大多球蛋白（IgG 等）也从尿中排出，导致低蛋白血症。引起血浆胶原渗透压下降，导致水肿。

凌杉洪报道用弱激光血液辐照治疗 10 例肾病综合征患者，10 例患者均处于代偿期（血肌酐 <115mmol/L），均为用其他治疗方法 4 周以上无效的患者。经弱激光治疗 10 次后，尿量明显增加，尿量从 109ml/d 增加到 1685ml/d。治疗 28d 以后，每日尿量仍在 1214ml，尿量增加。四肢水肿和腹水逐渐减退，血中蛋白的量则由 $18.0 \pm 5.2g/L$，增加到 $28.6 \pm 6.3g$。这些患者治疗中不用人体蛋白制剂，也不加量利尿药，不用免疫抑制药。

### （四）男性性功能低下

由于血黏度高、动脉硬化、微循环不好和性器官功能衰退的男性性功能低下者，经弱激光治疗后，性功能明显改善。

201 医院报道用弱激光血液辐照使 7 例性功能低下的患者中有 6 例明显改善。表现为性欲增强，持续时间长，满意度提高到 65%～80%，1 例无效患者为原发性阳痿，经弱激光治疗 5 次后自觉无效而中止治疗。

治疗中弱激光加用穴位，肾俞、命门、三阴交、关元，则效果更佳。

## 七、消化系统

消化系统疾病，如慢性浅表性胃炎、消化性溃疡、慢性胆囊炎、脂肪肝等，用弱激光治疗也都可以改善症状和体征。

1994 年何子选等用弱激光治疗 46 例消化系统疾病，治疗后患者腹胀、腹痛、恶心、呕吐、食欲不振、腹部压痛均有明显好转，显效率可达 85.1%，总有效率可达 95.2%。

李淇报道用弱激光血液辐照治疗，配合饮食、运动和中药复肝丸治疗 38 例脂肪肝患者，基本治愈 18 例（占总数的 47.4%），显效 10 例（占 26.3%），好转 8 例（21%），无效 2 例（5.3%），总有效率为 94.7%。

而对照组单独用烟酸肌醇酯、肝泰乐、维生素等，治愈 14 例（32.5%），显效 8 例（18.6%），好转 6 例（14%），无效 15 例（34.9%）总有效率为 65.1%。

## 八、妇科

常见的乳腺增生症和盆腔炎均可以用弱激光治疗。

### （一）乳腺增生症

是女性乳房非炎性疾病，主要为小叶增生和慢性囊性增生，是妇女多发病之一。

用弱激光血液辐照加上局部照射、穴位照射效果很好。其疗效可达到 80%～90%，治愈和显效占总数 90% 左右。

段汝钦报道用弱激光血液照射加上中药治疗，共 32 例患者，其完全缓解率（CR）为 77.4%（25/32），好转率（MR）为 12.5%（4/32），稳定率（CD）为 9.4%（3/32）。而对照组（中药），其完全缓解率（CR）为 37.5%（12/32），好转率（MR）37.5（12/32），稳定率（CD）为 21.8%，病变进展率（PD）为 3.2%（1/32）。两组比较有非常显著差异，治疗组无进展率。

### （二）盆腔类

是女性内生殖器及其周围的结缔组织，盆腔腹膜发生炎症时称为盆腔炎。

姜丽华用激光照射血液治疗 56 例盆腔炎患者，效果显著，其中治疗 3 个疗程自觉症状消失的有 39 例，4～6 个疗程后病情明显好转，自觉症状和体征明显减轻的 14 例，3 例继发不育者，经激光治疗后已怀孕。

## 九、其他

此外，弱激光在皮肤科，如牛皮癣、湿疹、痤疮等疾病的治疗中也很有效。

对五官科方面的应用也很广泛。如眼科，在青光眼、视网膜中央静脉阻塞、弱视、眼底出血、中心性视网膜脉络膜等也均有临床报道。

耳科：最常用的是突发性耳聋，效果也很好，耳鸣、眩晕也常用。

口腔科：复发性溃疡，扁平苔藓用弱激光治疗也很有效。

# 第 **6** 章
## CHAPTER 6

# 场能疗法和弱激光疗法的常用穴位

## 第一节 穴位疗法

### 一、场能电子笔刺激穴位疗法

经络穴位诊疗法及其脏腑经络穴位学说是我国医学的重要组成部分，大约 5000 多年以前就被人们掌握。古时人们用称为"砭石"的石针来刺激人体的某一病痛部位来治疗疾病；灸法则是在火被发现以后，烘烤相应部位使疼痛减轻，逐渐形成灸治法，以后经过历朝历代的发展，这种治疗方法越来越完善，形成针灸学。目前的经络穴位治疗法，不仅治疗手段增多，而且融入了现代医学科学技术，如电针疗法、电热灸、磁疗法、激光疗法、穴位注射疗法、穴位埋线、穴位挑治、穴位割法等。而高电位穴位电刺激疗法也是其中利用经络学说和穴位疗法达到提高电位治疗效果的一种新方法。

1. **什么是电子笔刺激穴位疗法** 电子笔刺激穴位疗法就是将特制的电子笔放在腧穴上，通过电位治疗仪导出的仿生电，调节电流强度及导电的时间，按照经络学说选取穴位治疗疾病。

2. **电子笔穴位治疗操作特点**

（1）无须消毒，不会交叉感染：高电位电子笔穴位治疗是介入性的，对皮肤无损伤，也无须消毒，不会交叉感染，如肝炎等，也避免了针灸治疗时出现的晕针、滞针、弯针、折针、出血等和刺伤重要脏器。

（2）属电针治疗范围：场能电子笔和毫针虽然都是通过穴位刺激达到治疗效果，但毫针治疗主要是通过机械能，艾灸则是通过药物和热能，而电子笔则是通过场能输出对穴位的刺激进行治疗，属于电针范围。

（3）操作简单，无须专业人员操作：病人自己或家属可结合穴位知识自行穴位治疗。

（4）多点刺激疗效更佳：传统针灸刺激只有一个点，而电子针灸笔是对应穴位的一个面，是多点刺激，效果更明显。

（5）电场疗法与穴位疗法完美结合：这种治疗是结合电位治疗和点射穴位同时进行，所以能更好地提高疗效。

（6）高电位电子笔有两个功能：即测试治疗仪的工作状态和对穴位或功能区进行点射治疗。

（7）电子笔的治疗头有多种选择：电子笔的治疗头有平头、梳理头、点状头及波浪头，可用于面部、头部、背部和敏感部位治疗。不同的治疗头适用于不同部位，可达到不同的治疗目的。由于平头输出的面积大，刺激量相对小，可用于面部的治疗，并收到美容的功效；电子笔点状头由于电流相对集中，刺激相对比较强，对穴位刺激性也强，经络穴位治疗疗效更明显。

（8）电子笔的输出强弱可以调控：根据需要把电子笔插头放在绝缘胶垫上时电子笔的输出较弱；如连接设备局部输出端、水管导电性能好的地方时，电子笔的输出则增强。

（9）点射剂量的合理选择：电子笔穴位点射，除根据点射部位不同选用不同剂量以外，一般认为小电量（3000）点射为

"补"，大电量（6000）点射为"泻"；短时间治疗为"补"，长时间点射为"泻"。

## 二、激光针灸疗法

激光针灸是指用弱激光光束直接聚焦或扩束照射穴位，对穴位进行有效的光化学或光热刺激。这种疗法是基于中医理论的一种整体的自然疗法，以经络学说为指导，通过现代的激光技术对传统的针灸穴位进行照射，以达到疏通经络、调节脏腑、行气活血的作用，从而扶正祛邪、治疗疾病。其特点如下。

1．激光针灸具有与针灸法同样的效果，同时具有无痛、无菌、安全等特点。它不存在针灸时偶尔出现的弯针、滞针、晕针、折针、刺伤重要脏器、刺禁等异常情况，而且不会由于针刺造成感染，如艾滋病、肝炎等。

2．激光针灸与毫针虽然都是通过对穴位刺激达到治疗效果，但毫针输入的是机械能，艾灸输入的是浅表热能和药物，而激光输入的是光能，由光能转化为热能，产生的是光化学作用和光热作用。热的穿透力较深，红光的 He-Ne 激光和半导体激光照射到穴位上，如功率为 5mW 左右，其皮肤温度上升仅为 $0.8\sim2℃$，故除光化学作用外，尚有轻度热灸作用。$CO_2$ 激光或 810nm 的半导体激光作用在穴位上则热效应更为明显。激光如果是脉冲输出，则更会出现一些冲击波的机械能。

3．由于激光针灸治疗所产生的酸、麻、胀、痛等得气感觉小于针灸治疗，所以很合适老年人、小孩、体弱和晕针的患者，可作为针灸治疗的一种补充治疗。

4．激光治疗除了不可照射眼睛以外（眼疾病者例外，如黄斑变性、弱视、中心性视网膜炎等），其他无明显禁穴。如激光针灸可以直接照射神阙穴治疗婴幼儿腹泻等疾病，而针刺则不可以；如位于血管部位的穴位，激光可以直接照射，通过激活血管内的各种因子达到治疗效果，而针灸除了放血治疗和灸疗可以作用于此类穴位外，针刺则不可以。

5．激光针灸时需用激光器和相关配件，如激光套管针等，价格较高，而且操作不如针灸方便，穴位容易位移，故往往不为针灸医师所接受，特别是有些位置较深的穴位，如环跳穴等，激光透射的深度不能达到，故只能作为一种补充治疗方法，不能取代传统的针灸疗法。

6．激光针灸在临床治疗上很有效果，但其作用机制的研究还不是很成熟，尚需进一步探索。此外，激光的治疗剂量、照射时间、激光照射的"补"与"泻"、激光照射的穴位选择、深度调节、行针模式等，尚需进一步标准化、科学化，满足治疗中的个体化需求。

# 第二节　经络与腧穴

## 一、经络

### （一）什么是经络

经络学说是中医学理论的重要组成部分，对激光针灸具有重要指导意义。

经络是人体运行气血、联络脏腑、沟通内外、贯穿上下的通道。主要通道称为经脉，其分支称为络脉。体内各组织、脏器之间，借助于经络系统联结成一个相互依存、相互制约、相互影响的有机整体，使人体和外界环境保持相对的平衡统一。

## （二）经络系统的组成

经络系统包括经脉和络脉，其中十二经脉和奇经八脉中的督脉和任脉合称十四经脉（图6-1）。

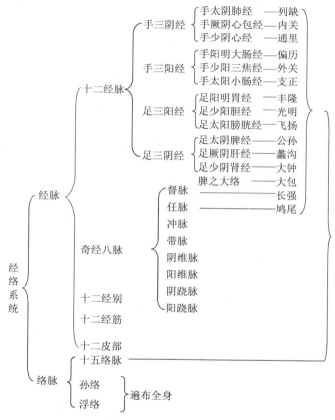

**图 6-1　经络系统的组成**

十二经脉者：内属于脏腑，外络于肢节。

中医的"脏"是指五脏（心、肺、脾、肝、肾），"腑"是指六腑（胆、胃、大肠、小肠、膀胱、三焦）。十二经脉中的手三阴经、足三阴经在体内皆有属脏络腑的关系，而手三阳经和足三阳经在体内皆属于腑络于脏。十二经脉在四肢肘膝关节以下和头面部又都有分支相连通，而形成一个密布于周身的网络系统。

奇经八脉：督脉行于后正中线，任脉行于前正中线，还有冲脉、带脉、阴跷脉、阳跷脉、阴维脉、阳维脉，合称奇经八脉，是沟通和连接十二经脉的较大经脉，因其循行路径不同于十二经脉，并与脏腑没有直接的络属关系，故称奇经八脉。

十二经别是主经脉分出的，分布于胸腹和头部，它可以沟通表里两经并加强与脏腑的联系。

十五络脉：是十二经脉在四肢部各分出一络，再加躯干部的任脉（身前）、督脉（身后）及脾之大络（身侧）共十五络脉。其主要是沟通表里两经，又补充经脉循行的不足。

十二经筋：全身筋肉按部位分为手足三阴三阳，即十二经筋，起于四肢末端，结聚于关节的骨骼部，有的进入胸腹腔。

十二皮部：在体表的皮肤部分也是按经络来分区的，称为皮部。

### （三）经络的功能

经络系统有三方面的功能：在生理方面，有运行气血、协调阴阳的功能；在病理方面，有抗御病邪、反映证候的功能；在防治疾病方面，有传导感应、调整虚实的功能。

1. 调节气血运行　运输营养物质，营养全身，保证全身各组织器官的营养供给，为各组织器官的功能活动提供必要的物质基础。

2. 抗御病邪　保卫机体，加强皮肤之保卫作用，使外邪不能入侵。

3．**反映全身功能状态**　由于经络与人体各部分的关系，故如内脏有病时则可在相应的经脉循行部位出现各种不同的症状和体征，内脏疾病可在五官部位出现反应，如心火上炎可致口舌生疮；肝火升腾可引起耳目肿赤；肾气亏虚可使两耳听力下降。

4．**传导感应**　经脉穴位治疗之所以能防病、治病，是由于经络具有传导感应和调整虚实的功能，针刺治疗中的"得气"现象和"气行"现象是经络传导感应功能的表现，与经络密切相关的"经气"表现出来的生命现象则概括地叫作"神气"。《黄帝内经》中说"泥丸、百节皆有神"，意思是脑子和全身百节都有神气活动，脑与"神气"活动有关。

5．**调节阴阳平衡**　经络在正常情况下能运行气血和调节阴阳平衡，在疾病情况下，则出现气血不和、阴阳偏胜的虚、实证候，这时运用针灸或激光穴位照射治疗则可以"调气""治神"，扶正祛邪，使人恢复到正常状态，也就是"泻其有余，补其不足，阴阳平复"。

临床大量事实均可以证实，针刺和弱激光穴位照射，具有通过经络调整虚实的功能。例如：针刺健康人和患者的足三里、手三里时，原来胃弛缓的，可以使收缩波加强；胃紧张的，可以使之弛缓，这通过 X 线钡剂检查以及胃动波摄影均可得到证实。针刺非穴位则变化不明显。又如针刺心包经的神门、曲泽、内关等穴位，治疗心律失常有好的治疗效果，而取脾经上的三阴交、胃经上的足三里和膀胱经上的昆仑穴等，则效果不明显。

### （四）经络的实质

经络的存在与否，长期以来一直是个谜，直到 1976—1977年，祝总骧以胜于雄辩的事实发现并证明了人类普遍存在隐性循经感传线（LPSC 线），这条线是连续均一的，能重复并能确切定位和高度敏感的线，其宽度仅为 1～3mm，其位置不变，与古代经络十分吻合。该线为低阻抗线（LIP 线），全程都有发出高振声的特性，不受在体或离体，也不受失血、脱水等的影响，该线均客观存在，并得到国内外专家的充分肯定。

关于经络的物质基础尚不清楚，说法各异，现有两种假说。

1．电通路假说　福建学者用"经络探测仪"探测经络上皮肤的电参量，对人体十二经脉测定结果证明，其线路和所经的经穴与古书上的经穴十分吻合。因此认为人体本身就是一个放电体和导电体，其放电和导电的强度、方向和范围均有一定的规律性，正好与经络低阻抗特性相符合，即符合电流的低阻传导规律。沈阳医学院生理教研室报道经络电活动的研究结果，发现当"得气"时，在本经的穴位和经络线上的非穴位点出现特有的电位变化，可以记录到频率 30～150Hz，强度 10～40μV 的钝形慢波，潜伏期为 2～10s，这一现象只出现在本经循经线上，旁开 2cm 便记录不到。

2．经络的电子激发能共振转移假说　气是生物大分子中某些电子处于激发态时所具有的激发能。气的传导是激发能按偶极 - 偶极相互作用机制在生物大分子之间进行的非辐射共振转移的传递过程。此传递过程需满足共振转移的三个条件，而生物体中蛋白质分子正好可以满足这三个条件：①分子间的距离要在 50～100Å 之间；②供体的荧光光谱必须与受体的荧光光谱有重叠，重叠越大则转移效率越高；③能量供体必须是发荧光的，在没有受体存在时，能量转移也越大。

2004 年曲阜师范大学李恩新的论文《激光针灸的远程作用机理研究》一文中所介绍的经络的物理特性如下。

（1）电学特性。①低阻抗特性：穴位的皮肤处具有比周围皮肤更高的导电量，即具有低阻抗特性，实验测得穴位的阻抗在 100～200kΩ，而非穴位点在 1kΩ 以上。一般穴位电阻比非穴位电阻低 50%。②高电位特性：实验证明，经穴上的电位显著高于其两侧皮肤（非经络线上）的电位，其差值大于 0.1mV。热刺激时，穴位电位负上升（10～30mV），冷刺激负下降（50～30mV）。③穴位的高电容性：当陡峭的电脉冲作用于穴位时，具有大的瞬时电流流入穴位，电流相角滞后，说明穴位具有电容特性。测得穴位电容为 0.02～0.5μF，而非穴位的电容只有 0.01μF 以下，两者有显著差别。

（2）声学特性。经络具有发声和导声特性。发声特性，即以一定的机械压力作用于经络某一点，则通过该点的振动而发出的声音与非穴位的皮肤发出的声音有显著差异，声量变大，音调变高。导声特性，即压迫某一穴位后，该点可以发出一种特殊声音，循着经络路线向两个方向传导，此线只有 1mm 宽（PAP 线），与低阻线（LIP 线）密切重合在一起，声波的传播速度为（8.74±2.03）m/s，循经传播的最佳频率为 50Hz 左右（表 6-1）。

表 6-1　各经出现循经性波的最佳输入频率（$\bar{x}\pm s$，Hz）

| 大肠经 | 肺经 | 心包经 | 三焦经 | 心经 | 小肠经 |
|---|---|---|---|---|---|
| 50.63±7.43 | 46.50±8.64 | 51.61±6.05 | 53.25±8.08 | 52.38±8.99 | 55.58±9.43 |

沿经络传播的是行波，不是驻波。沿经络传播的波，其"声源"的输出阻抗与接受端的阻抗是匹配的。

（3）高发光特性。一般生物都在时时刻刻主动发出一种超微弱冷光，机体死亡后，发光便消失。经络线上的发光强度比非经络线上高 1.5 倍。发光意味着能量转移，发光的强度大，则能量转移剧烈。经络中的能量，即气，是在时时刻刻不停地移动着的，经络发光的光波波长为380～400nm。所以又是一条高发光线。

（4）热学特性。只要它的温度大于绝对零度（－273℃），则该物体便向空间辐射红外线。实验测试结果表明，在人体受穴位刺激而得气时，如果受试者感觉有温热感，则沿经线出现一条较周围高的高温带；如果受试者有凉感，则沿经线出现一条比周围低的低温带，从而表明，经络对热的传递有特异性，刺激穴位，局部温度较刺激前高2.8℃。

另外，经络传导速度为10～20cm/s，经络传导具有双向性。即刺激经络中部时，循经感传的刺激点为原点，沿经向两侧传导。

近年来，经络疗法和现代医学科学技术相结合取得了丰硕的成果，如穴位磁疗、电疗、电针疗法、电热灸、冷灸、穴位挑治、穴位割治、穴位埋线等，特别是本书介绍的弱激光穴位照射治疗，治疗了大量临床病例，取得良好效果。这些临床治疗效果本身就足以证明经络和穴位是客观存在的，只不过没有被人们所认识。但有些客观现象也可以佐证经络和穴位的存在，如穴位治疗时，可有"得气"的感觉，它可以循经传导，有一定规律。经络穴位有特殊的电学性质，如测量穴位时，其电阻要比周围皮肤低。苏联学者用它来确定穴位部位；日本学者将皮肤的低电阻点联络成网络状，皮肤低电阻线和经络走行是一致的。用红外线热像观察时，把相近的温度区域关联起来，结果这种高低线是沿着经络走行的。经科学家证实，人体也是一个微弱的发光体，发光较强的点也绝大多数在经络上，这些现象也说明经络和穴位的存在。法国学者将微量放射性核素（过锝酸钠）注入穴位，用连接电子计算机的闪烁摄影机跟踪显示核素的通路，发现其与经络路径相符，而核素移动的速度取决于与注射穴位经络相关的器官是否正常。但是，经络的实质是什么？到底其物质基础是什么？现在仍是一个谜。费伦教授（1998年）提出人体经络穴位的物质基础是以结缔组织为基础，连带其中的血管、神经丛和淋巴器官等交织而成的。有人认为从尸体上找不到经络，是因为经络是一种能量，只存在于活生生的人身上，它像电一样，是人肉眼看不见的，经络是运行经气的，人死了，经气就没了，所以也找不到经络、穴位。古代医学家认为，一切疾病产生的根本就是身体里有关经络的失控，所以人的一切疾病都可以叫作经络病。而弱激光穴位照射之所以能治疗疾病，就是激光的能量通过人体经络传导疏通五脏六腑的通道，从而使病症得以减轻或消失，这就是中医理论中常说的"通则不痛，痛则不通"的道理。

## 二、腧穴

腧穴是人体脏腑经络之气输注出入的特殊部位，既是疾病的反应点，又是各种经络穴位疗法的刺激点。腧穴归属于各经脉，经脉又络属于一定的脏腑，故它们之间形成了不可分割的密切关系。

### （一）腧穴的分类

1. 十四经穴　分属于十二经脉和督、任二脉的腧穴，共有361个穴，各穴均能主治所属经络的病症，其中十二经脉的腧穴均为左右对称的双穴；督脉和任脉的腧穴，则分别分布于前、后正中线上。

2. 经外奇穴　凡未归入十四经的腧穴则称为奇穴，这些奇穴分布较为分散，大多数不在十四经脉循行线上，这些穴位对某些疾病有奇特的功效。

3．阿是穴 无具体名称，也无具体固定位置，是人体患病时，以病灶或非病灶部位出现的疼痛、过敏点或压痛点作为定位依据，多随疾病的发生而出现，疾病痊愈而消失，临床上大多用于痛证的治疗。

**（二）腧穴定位法**

正确的穴位定位，与治疗效果有很大关系，常用的取穴方法有以下几种。

1．骨度分寸法 将人体各部位分别规定折算其长度为量取腧穴的标准，不论患者高矮胖瘦，在同一部位按比例折成相同的寸数，例如肘横纹至腕横纹折成12寸，前发际正中至后发际正中为12寸，两乳头之间为8寸，膝中至外踝尖为16寸等（图6-2）。

2．体表解剖标志定位法

（1）固定标志：指不受人体活动影响而固定不移的标志，如五官、毛发、指（趾）甲、乳头、脐及各种骨关节突起和凹陷部，如两眉之间的"印

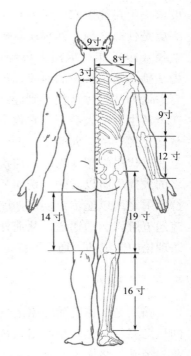

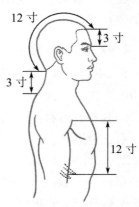

**图6-2　骨度分寸法**

堂"，两乳之间的"膻中"等。

（2）动作标志：指必须采取相应的动作体位才能出现的标志，如张口于耳屏前方凹陷处取"听宫"，握拳于手掌横纹头取"后溪"等。

3．**手指同身定位法**　以患者手指为标准，进行测量定穴的方法，临床常用的有以下3种（图6-3）。

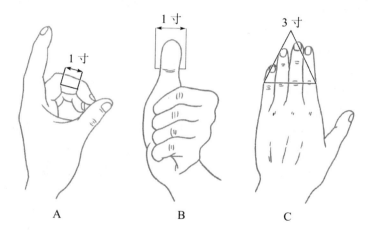

**图6-3　手指同身定位法**

注　A．中指同身寸法；B．拇指同身寸法；C．横指同身寸法

（1）中指同身寸法：以患者的中指中节屈曲时内侧面端横纹头之间作为1寸，可用于四肢部取穴的直寸和背部取穴的横寸。

（2）拇指同身寸法：是以患者拇指指节关节的宽度作为1寸，亦适用于四肢的直寸取穴。

（3）横指同身寸法：又名一夫法，是指令患者将示指、中指、环指和小指并拢，四指测量为3寸。

（4）简便取穴法：临床上常用一种简便易行的取穴方法，如双耳尖直入取"百会"，两手虎口交叉取"列缺"，垂手中指端取"风市"等。

### （三）腧穴的选择原则

所有穴位除具有局部治疗的作用，有的还具有治疗邻近部位病症或远隔部位病症的作用。

1. **本经腧穴主治本经病** 如心脏病取心包经的络穴内关穴；牙痛取手阳明大肠经的原穴合谷穴；胃病则取足阳明胃经的穴位，如其郄穴梁丘、足三里等。

2. **表里脏腑经脉选穴** 因表里经脉在生理和病理上有紧密的关系，所以在与患病脏腑相表里的经脉上选穴，同样具有较好的疗效，如皮肤病，取肺经相表里的大肠经脉的合穴曲池，治疗效果较好，胃病取脾经的公孙穴等。

3. **循行相邻经脉选穴** 十二经脉在体内逐经相连，循环传注，周流不息。循行相邻经脉，其治疗作用也有相通之处，如牙痛，除取手阳明大肠经的合谷穴外，还可取足阳明胃经的内庭穴等。

4. **对侧同名经脉取穴** 由于同名经脉呈左右对称分布，它们的调节功能也是相通的，在临床上经常有选取健侧穴位而治愈患侧疾病的案例。

5. **依据脏腑生理功能取穴** 选取相应穴位，发挥脏腑功能的调节作用，如因肝开窍于目，所以近视眼和远视眼取穴肝俞；如消化不良，可取穴脾俞、胃俞；神志疾病可取穴心经的神门穴。

6. **局部取穴** 因为任何穴位均依十二经脉循行分布于体表各部，故可在病变部位取穴治疗，如眼病取穴睛明穴、攒竹穴、阳白穴、承泣穴；胃病取穴中脘穴、梁门穴等；膝关节疾病取穴内膝眼、外膝眼、鹤顶穴、阳陵泉穴；耳病取穴耳门、听宫、听会、翳风等。

7. **特殊穴** 经长期治疗实践证明有特效的穴位，如哮喘可取经外奇穴"定喘穴";落枕可取手背部的"落枕穴";戒烟可取"甜美穴";发热取"大椎穴";至阴穴用于矫正胎位;天枢穴治疗腹泻和便秘;内关穴可以减慢过快的心率等。

8. **远近端相配取穴** 如胃病可近取中脘,远取足三里;牙痛可近取承浆、颊车,远取合谷等。在肘关节和膝关节以下的经穴,不但可以治疗局部病症还可以治疗远隔部位组织器官的病症,甚至可以影响全身的功能,如足三里穴不但治疗下肢病,还可以调整消化系统功能,甚至对全身免疫功能调节都有一定作用。

9. **前后或左右相配取穴** 如肺病,前取手太阴肺经募穴中府穴,后取足太阳膀胱经穴肺俞;胃病,前取中脘穴,后取胃俞穴等。

10. **按子午流注时辰相配取穴** 古人将一昼夜分为 12 个时辰,子与午是相对的两个时辰。子时是夜间 23 点至 1 点,是阴退阳进的时候;午时是中午 11 点到 13 点,是阳退阴进的时候。

另外还有将五输穴配以木、火、土、金、水五行,如肺经表现为实证时,则应泻属水的子穴(尺泽穴),如肺经表现为虚证时则应补属土的母穴(太白穴)。

# 第三节　常用穴位的选择

对十二经脉分布于肘、膝关节以下,经气出、溜、注、经、入之处的名为井、荥、输、经、合的五类特定穴称为五输穴。历代医学家将气血在经脉中运行的情况和水流现象相比较,经气流注由小到大,由浅入深,经气所出如水的源头,故称为"井";经气流过之处,如刚出的泉水微流,故称"荥";

经气所灌注之处，如水流由浅入深，故称为"输"；经气所行经的部位，像水流在河流中经过，故称为"经"，经气最后如百川汇入海，则称为"合"。

又有"原穴"（人体原气作用汇集的部位，人体脏腑的病变往往反应于此）、络穴（多位于表里经的联络之处，使经络相互联络成一整体）、俞穴（脏腑之气输注于后背的腧穴）、募穴（脏腑之气汇集于胸腹部的腧穴）、八脉交会穴（任、督、冲、带、阴维、阳维、阴跷、阳跷，八脉交汇于十二经中的八个穴位）、八会穴（即脏腑、气、血、筋、脉、骨、髓的精气会聚之处）、郄穴（郄即孔隙之意）、下合穴（是手三阳经下合于足三阳经之腧穴）等特殊命名。

1. **手太阴肺经的常用穴位**  肺经共有 12 个穴位，但常用的穴位主要有 3 个（表 6-2，图 6-4）。

**表 6-2  手太阴肺经常用穴位（3 个）**

| 穴位 | 定　位 | 主　治 |
|------|--------|--------|
| 中府 | 肺部疾病常用穴。手、足太阴经之会。在第 1 肋间，距正中线旁开 6 寸凹陷处。 | 咳嗽、气喘、胸痛、腹胀、肩背痛等。 |
| 尺泽 | 位于肘横纹中，肱二头肌腱桡侧凹陷处。 | 咳嗽、咯血、咽喉肿痛和肘臂痛。 |
| 列缺 | 手太阴肺经、手阳明大肠经、任脉会穴。在前臂桡侧缘，桡骨茎突上方，腕横纹上 1.5 寸。当肱桡肌与拇长展肌腱之间。两手交握，左手示指在右腕背部，示指下即是。 | 头痛、鼻塞、流涕、中年糖尿病、耳鸣、双目干涩、腕部疼痛不适及更年期患者的烦躁、失眠。 |

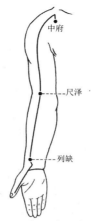

**图 6-4　手太阴肺经常用穴位**

2. 手阳明大肠经的常用穴位　见表 6-3，图 6-5。

**表 6-3　手阳明大肠经常用穴位（5 个）**

| 穴位 | 定　位 | 主　治 |
|---|---|---|
| 合谷 | 本经原穴。在手背第 1、2 掌骨间，当第 2 掌骨桡侧的中点处。即二指合并，虎口肌肉凸起部中央处。 | 头痛、牙痛、咽喉痛、扁桃体炎、鼻炎、腮腺炎、中风、胃肠道疾病等。 |
| 曲池 | 本经合穴。曲肘关节时，位于肘横纹外侧端。 | 高血压、高血糖、咽喉痛、呕吐和腹泻、上肢瘫痪、上肢麻木、荨麻疹等。 |
| 肩髃 | 在肩部，三角肌上，臂外展，当肩峰前下方凹陷处。 | 肩关节痛、上肢瘫痪、上肢麻木。 |
| 扶突 | 在颈外侧部，喉结旁，胸锁乳突肌的前、后缘之间。 | 咽喉肿痛、肩臂痛、甲状腺功能亢进症、颈椎病等。 |
| 迎香 | 位于鼻翼旁 0.5 寸，鼻唇沟中。 | 急慢性鼻炎、甲状腺功能亢进症（可降低 T3、T4）、三叉神经痛、变应性鼻炎和面部疾病等。 |

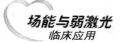

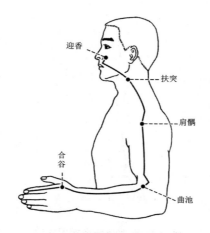

**图6-5　手阳明大肠经常用穴位**

3．足阳明胃经的常用穴位　见表6-4，图6-6。

**表6-4　足阳明胃经常用穴位（15个）**

| 穴位 | 定　位 | 主　治 |
|---|---|---|
| 承泣 | 足阳明胃经、阳跷脉、任脉交会穴。在面部，瞳孔直下，当眼球与眶下缘之间。 | 眼部疾病，如外眼炎症、屈光不正、青光眼、视神经炎、视网膜炎、视神经萎缩、白内障、眶下神经痛等。 |
| 四白 | 在面部，瞳孔直下，眶下孔凹陷处。 | 眼病、三叉神经痛、面神经麻痹、鼻窦炎等。 |
| 地仓 | 手阳明大肠经与足阳明胃经的会穴，在面部口角外侧，上直对瞳孔。 | 面神经麻痹、三叉神经痛、面肌痉挛等。 |
| 颊车 | 在面颊部，下颌骨角前上方约一横指，咀嚼时咬肌隆起，按之凹陷处。 | 腮腺炎、颞下颌骨关节炎、面神经炎、三叉神经痛。 |

（续　表）

| 穴位 | 定　位 | 主　治 |
|---|---|---|
| 下关 | 足少阳胆经与足阳明胃经之交会穴，在面部耳前方，在颧弓与下颌切迹所形成的凹陷中。 | 牙痛、耳痛、耳聋、颞下颌关节炎、颞下颌关节紊乱、面神经炎、三叉神经痛。 |
| 人迎 | 在颈部，喉结旁，在胸锁乳突肌前缘，颈动脉搏动处。 | 高血压病、哮喘、咽喉痛、甲状腺疾病、喉炎、偏瘫。 |
| 乳根 | 在胸部，在乳头直下乳房根部，在第5肋间距前正中线4寸。 | 乳汁分泌不足、乳腺炎等。 |
| 梁门 | 在上腹部，脐中上4寸，距前正中线2寸。 | 胃痛、腹胀、腹泻、食欲缺乏等。 |
| 天枢 | 在腹中部，距脐中2寸。 | 天枢穴是募穴，是五脏六腑之气集中于胸腹部的穴位，所以不论病发生在内或外邪入侵，都可以在募穴上有反映。天枢穴正好对应肠道，所以治疗便秘、消化不良、恶心、呕吐、腹胀等，还对月经不调、痛经有效。 |
| 水道 | 在下腹部，在脐中下3寸，距前正中线2寸。 | 小腹胀满、尿道感染、肾炎、水肿、尿潴留、月经不调、痛经、不孕症等。 |
| 梁丘 | 屈膝，在大腿前面，当髂前上棘与髌底外侧端的连线上，髌底上2寸。 | 梁丘是胃的"郄穴"，郄就是"孔隙"的意思。郄穴阴经常用来治疗血证，阳经常用于治疗急性病，属于阳经，梁丘治疗急性胃痛、胃痉挛效果很好。另外，也用于治疗膝关节痛、腿膝风湿痹痛等。 |
| 犊鼻 | 屈膝，在膝部，髌骨与髌韧带外凹陷中。 | 膝关节痛、膝风湿痹痛。 |

（续　表）

| 穴位 | 定　位 | 主　治 |
|------|--------|--------|
| 足三里 | 为人身第一长寿穴，位于小腿前外侧，犊鼻下3寸，距胫骨前缘一横指（中指），是本经的合穴。 | 刺激足三里穴可使胃肠蠕动有力而规则，可以提高多种消化酶的活力，增进食欲，帮助消化，改善心脏功能，调节心律，增加红细胞、白细胞，调节血糖，使之平衡，促进内分泌腺分泌，提高免疫力等，故有"肚腹三里留"的说法，故对消化系统常见病均有好的效果。除胃肠疾病外，对胆囊炎、胆结石、肾结石绞痛以及糖尿病、高血压等均有很好的疗效。对脑卒中和血管性疾病、妇科月经不调、痛经等均有较好的效果。 |
| 丰隆 | 在小腿前外侧，外踝尖上8寸，距胫骨前缘两横指（中指）。 | 咳嗽、痰多、咽喉肿痛和下肢瘫痪、麻木、酸痛等。 |
| 厉兑 | 位于第二趾末节外侧，距指甲角0.1寸，属于井穴。 | 热病、面神经麻痹、牙痛、晕厥等。 |

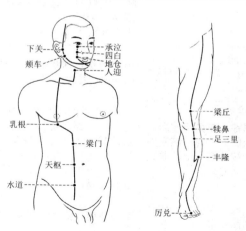

图6-6　足阳明胃经常用穴位

4．足太阴脾经的常用穴位　　见表6-5，图6-7。

表 6-5　足太阴脾经常用穴位（4个穴位）

| 穴位 | 定　位 | 主　治 |
|------|--------|--------|
| 太白 | 是输穴、原穴，位于足内侧缘，在第1跖趾关节后下方赤白肉际凹陷处。 | 食欲缺乏、腹胀、腹泻等脏腑病。 |
| 三阴交 | 为足太阴脾经、足少阴肾经、足厥阴肝经三经会穴，位于小腿内侧，内踝尖上3寸，胫骨内侧缘后方。 | 妇科病，如痛经、月经不调、更年期综合征等，所以又称"女三里"。 |
| 阴陵泉 | 本经合穴，位于小腿内侧，胫骨内侧髁后下方凹陷处。 | 腹胀、腹痛、腹泻、黄疸、水肿、遗尿、遗精、月经不调。 |
| 血海 | 位于大腿内侧，髌骨底内侧端上2寸，股四头肌内侧头的隆起处（左手掌抵住右膝盖，大拇指下肌肉凹陷处）。 | 治血要穴,对妇科病、湿疹、丹毒和血液病（如白细胞低下等）治疗效果好。 |

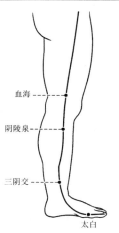

图 6-7　足太阴脾经常用穴位

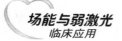

5．手少阴心经的常用穴位　见表6-6，图6-8。

**表6-6　手少阴心经常用穴位（2个）**

| 穴位 | 定　位 | 主　治 |
|------|--------|--------|
| 极泉 | 在腋窝顶点，腋动脉搏动处。 | 心脏病（如冠心病）和颈椎病所致上肢麻木。 |
| 神门 | 为输穴、原穴，位于腕掌侧横纹尺侧端，尺侧腕屈肌腱的桡侧凹陷处。 | 失眠、癔症和心痛、心悸等。 |

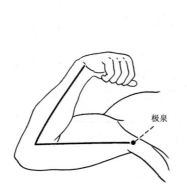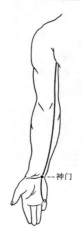

**图6-8　手少阴心经常用穴位**

6．手太阳小肠经的常用穴位　见表6-7，图6-9。

**表6-7　手太阳小肠经常用穴位（7个）**

| 穴位 | 定　位 | 主　治 |
|------|--------|--------|
| 后溪 | 本经输穴，八脉交会穴，通督脉。在手掌尺侧，微握拳，在第5掌指关节后的远侧掌横纹头赤白肉际处。 | 头项强痛，特别是急性腰扭伤特效穴，落枕、肋间神经痛、肩臂痛等。 |
| 肩贞 | 在肩关节后下方，臂内收时，腋后纹头上1寸。 | 肩痛（五十肩等）。 |

（续　表）

| 穴位 | 定　位 | 主　治 |
|---|---|---|
| 臑俞 | 为手太阳小肠经、阳维脉、阳跷脉交会穴，位于肩部，腋后纹头直上，肩胛冈下缘凹陷处。 | 肩痛。 |
| 颧髎 | 在面部，当目外直眶下，颧骨下缘凹陷处。 | 面神经炎、三叉神经痛。 |
| 天宗 | 在肩胛部，冈下窝中央凹陷处，与第4胸椎相平。 | 颈肩综合征（电脑病）等。 |
| 落枕 | 在手背示指和中指下掌骨之间。 | 落枕。 |
| 听宫 | 手太阳三焦经、足少阳胆经与手太阳小肠经的会穴，位于面部耳屏前，下颌骨髁突的后方，张口时呈凹陷处。 | 耳聋、耳鸣、中耳炎、头痛、牙痛、颞下颌关节紊乱。 |

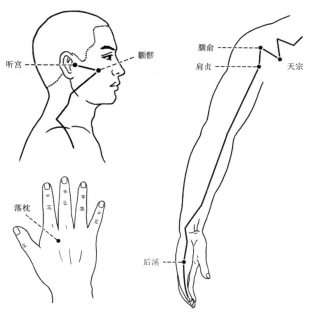

图6-9　手太阳小肠经常用穴位

7. 足太阳膀胱经的常用穴位　见表 6-8，图 6-10。

**表 6-8　足太阳膀胱经常用穴位（21 个穴位）**

| 穴位 | 定　位 | 主　治 |
|---|---|---|
| 睛明 | 手太阳小肠经、足太阳膀胱经、足阳明胃经、阳跷脉与阴跷脉的会穴，位于面部，目内眦角稍上方凹陷处。 | 眼疾最常用的穴位，也是治疗呃逆的常用穴。 |
| 攒竹 | 在面部，在眉头凹陷中，眶上切迹处。 | 眼疾、面神经麻痹。 |
| 大杼 | 督脉的别络，八会穴的骨会穴，足太阳膀胱经与手太阳小肠经的会穴，位于背部的第 1 胸椎棘突下，旁开 1.5 寸。 | 感冒、发热、颈项强痛、咽喉痛。 |
| 肺俞 | 为肺之背俞穴，位于后背部第 3 胸椎棘突下，旁开 1.5 寸。 | 支气管和肺部疾病、肩背痛等。 |
| 心俞 | 心之背俞穴，位于背部第 5 胸椎棘突下，旁开 1.5 寸。 | 心脏疾病、神经衰弱、精神病、咳嗽、哮喘等。 |
| 膈俞 | 八会穴中的血会穴，位于背部第 7 胸椎棘突下，旁开 1.5 寸。 | 各种与血有关的病，如吐血、衄血、便血、尿血、贫血、呃逆、呕吐、咳嗽等。 |
| 肝俞 | 肝之背俞穴，位于背部第 9 胸椎棘突下，旁开 1.5 寸。 | 肝胆疾病、胃病和肋间神经痛。 |
| 胆俞 | 胆之背俞穴，位于背部第 10 胸椎棘突下，旁开 1.5 寸。 | 肝胆疾病、胃病和胸肋病。 |
| 脾俞 | 脾之背俞穴，位于背部第 11 胸椎棘突下，旁开 1.5 寸。 | 胃肠疾病和出血性疾病。 |
| 胃俞 | 胃之背俞穴，位于背部第 12 胸椎棘突下，旁开 1.5 寸。 | 胃肠疾病和胸胁痛。 |
| 肾俞 | 肾之背俞穴，位于腰部第 2 腰椎棘突下，旁开 1.5 寸。 | 生殖系统和泌尿系统疾病，如阳痿等。 |
| 大肠俞 | 大肠之背俞穴，位于腰部第 4 腰椎棘突下，旁开 1.5 寸。 | 腹胀、腹痛、肠鸣、肠泻、便秘、腰痛等。 |

（续　表）

| 穴位 | 定　位 | 主　治 |
|------|--------|--------|
| 关元俞 | 在腰部第5腰椎棘突下，旁开1.5寸。 | 小便不利、尿路感染、遗尿、糖尿病、腰痛等。 |
| 小肠俞 | 小肠之背俞穴。在骶部的骶正中嵴旁1.5寸，平第1骶后孔。 | 遗精、遗尿、尿血、腹胀、糖尿病、腰骶痛。 |
| 膀胱俞 | 膀胱之背俞穴，位于骶部的正中嵴旁1.5寸，平第2骶后孔。 | 泌尿和生殖系统疾病，如尿道感染、阳痿、遗尿、小便不利、糖尿病、腰骶痛等。 |
| 承扶 | 位于大腿后面，臀下横纹中点。 | 下肢瘫痪和坐骨神经痛。 |
| 殷门 | 位于大腿后面，承扶与委中连线上，承扶下6寸。 | 腰腿痛、下肢瘫痪。 |
| 委中 | 本经合穴，四总穴。位于腘横纹中点，股二头肌腱与半腱肌肌腱的中间之凹陷处。 | 腰腿痛和膝关节痛，故有"腰背委中求"之说。 |
| 承山 | 小腿后面正中，委中与昆仑之间，当伸直小腿或足跟上提时腓肠肌肌腹下出现尖角凹陷处。 | 腰背痛、小腿痉挛、瘫痪、对痔也很有疗效。 |
| 昆仑 | 位于足外踝后方，在外踝尖与跟腱之间凹陷处。 | 头痛、头晕、项背腰腿痛、下肢瘫痪。 |
| 至阴 | 本经井穴，位于足小趾末节外侧，距趾甲角0.1寸处。 | 胎位不正，难产、头痛、眩晕等。 |

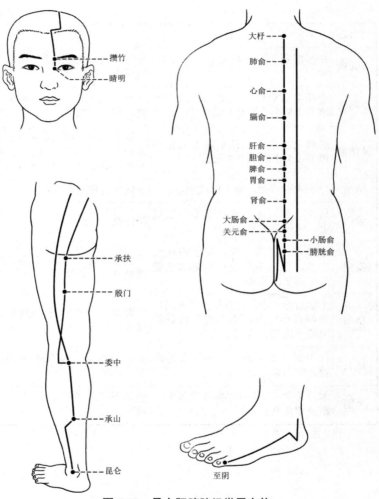

攒竹
睛明

大杼
肺俞
心俞
膈俞
肝俞
胆俞
脾俞
胃俞
肾俞
大肠俞
关元俞
小肠俞
膀胱俞

承扶
殷门
委中
承山
昆仑

至阴

**图 6-10　足太阳膀胱经常用穴位**

8. 足少阴肾经的常用穴位　见表6-9，图6-11。

表 6-9　足少阴肾经常用穴位（3个）

| 穴位 | 定　位 | 主　治 |
|------|--------|--------|
| 涌泉 | 是人身第二长寿穴，位于足底部，卷足时足前部凹陷处，第2、3趾趾缝纹头端与足跟中点连线的前1/3与后2/3交点处。 | 高血压、糖尿病、心绞痛、过敏性鼻炎、口腔溃疡和白发，对呼吸系统疾病也很有效。 |
| 太溪 | 位于足内侧，内踝尖和跟腱之间的凹陷处。是肾经的"原穴"，具有"滋肾阴，补肾气，壮肾阳，理胞宫"的功能。 | 生殖泌尿系统疾病，如肾炎、遗尿、阳痿、阴冷、月经不调和下肢瘫痪等，还能治咽炎和气喘病。 |
| 照海 | 为八脉交会之一，足少阴肾经和阴跷脉的交会穴。位于足内侧，内踝尖下方凹陷处。 | 妇科疾病，如月经不调、痛经、阴痒、子宫脱垂和尿路感染等。 |

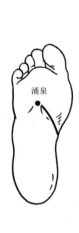
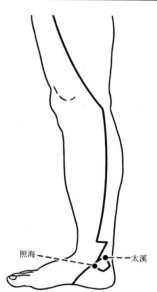

图 6-11　足少阴肾经常用穴位

9. 手厥阴心包经的常用穴位　见表 6-10，图 6-12。

**表 6-10　手厥阴心包经常用穴位（2 个）**

| 穴位 | 定　位 | 主　治 |
|---|---|---|
| 内关 | 本经络穴，八脉交会穴之一，通阴维脉。位于前臂掌侧，腕横纹上 2 寸，掌长肌腱与桡侧腕屈肌腱之间。 | 是防病治病首推的穴位，内关穴有"宁心安神、理气止痛、和胃降逆"的作用，心脏病和胃肠不适的均可用之，如冠心病、高血压、胃肠病患者可以用之，对打嗝、恶心、呕吐均有效。 |
| 劳宫 | 本经荣穴，位于手掌心的第 2、第 3 掌骨之间偏于第 3 掌骨，握拳屈指时中指尖处。 | 脑卒中、昏迷、心绞痛等。 |

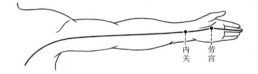

内关　劳宫

**图 6-12　手厥阴心包经常用穴位**

10. 手少阳三焦经的常用穴位　见表 6-11，图 6-13。

**表 6-11　手少阳三焦经常用穴位（6 个）**

| 穴位 | 定　位 | 主　治 |
|---|---|---|
| 中渚 | 为本经输穴，位于手背环指掌指关节的后方，即第 4、第 5 掌骨间凹陷处。 | 耳聋、耳鸣、咽喉痛、手臂痛。 |
| 支沟 | 本经经穴，位于前臂背侧，腕背横纹上 3 寸，尺桡骨之间。 | 便秘、落枕、肋骨痛。 |
| 肩髎 | 在肩髃后方，当臂外展时，肩峰后下方凹陷处。 | 肩关节周围炎、上肢瘫痪。 |
| 翳风 | 手少阳三焦经与足少阳胆经的会穴。位于耳垂后方的乳突与下颌角之间的凹陷处。 | 善治内风、外风，如肝风内动（脑血管病）面神经麻痹、腮腺炎、耳鸣、耳聋等。 |

（续　表）

| 穴位 | 定　位 | 主　治 |
|------|--------|--------|
| 耳门 | 位于面部耳屏上切迹的前方，下颌骨髁状突后缘，张口有凹陷处。 | 耳聋、耳鸣、中耳炎等。 |
| 丝竹空 | 在面部眉梢凹陷处。 | 眼病、面瘫和偏头痛。 |

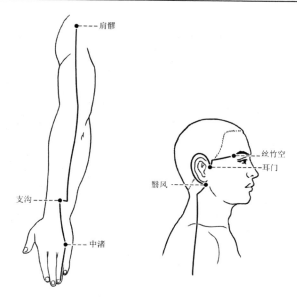

图 6-13　手少阳三焦经常用穴位

11. 足少阳胆经的常用穴位　见表 6-12，图 6-14。

表 6-12　足少阳胆经常用穴位（8 个）

| 穴位 | 定　位 | 主　治 |
|------|--------|--------|
| 瞳子髎 | 手太阳小肠经、手少阳三焦经与足少阳胆经的会穴，位于面部目外眦旁，眶外侧缘处。 | 头痛、眼疾、面瘫、三叉神经痛。 |

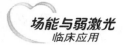

（续　表）

| 穴位 | 定　　位 | 主　　治 |
|------|----------|----------|
| 听会 | 位于面部耳屏间切迹的前方，下颌骨髁突的后缘，张口有凹陷处。 | 耳疾病和下颌关节紊乱。 |
| 阳白 | 足少阳胆经与阳维脉的会穴，位于前额部瞳孔直上，眉上 1 寸。 | 前额痛、眼部和面瘫。 |
| 风池 | 是足少阳胆经与阳维脉的会穴，位于项部枕骨之下，与风府相平，胸锁乳突肌与斜方肌上段之间的凹陷处。 | 感冒、头痛、高血压、神经衰弱、眼疾病和鼻炎、鼻窦炎。 |
| 肩井 | 手少阳三焦经、足少阳胆经于阳维脉的会穴。位于肩上，前直乳中，大椎与肩峰端连线的中点上。 | 颈肩综合征（电脑病）、肩周炎、高血压、偏瘫、落枕。 |
| 日月 | 足太阴脾经和足少阳胆经的会穴，位于上腹部乳头直下第 7 肋间隙，前正中线旁开 4 寸。 | 黄疸、呃逆、胁痛、胃痛、腹胀。 |
| 阳陵泉 | 本经合穴，八会穴中的筋会穴。位于小腿外侧，腓骨小头前下方凹陷处。 | 膝关节肿痛和慢性胆囊炎（包括阳陵泉下 1 寸的胆囊穴）。 |
| 悬钟 | 八会穴中的髓会穴。位于小腿外侧外踝尖上 3 寸，腓骨前缘。 | 偏瘫、足麻木、头痛、颈椎病。 |

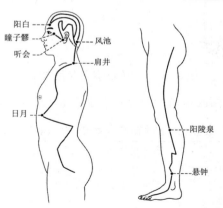

图 6-14　足少阳胆经常用穴位

12. **足厥阴肝经的常用穴位**    见表 6-13，图 6-15。

表 6-13    足厥阴肝经常用穴位（3 个）

| 穴位 | 定　位 | 主　治 |
|------|--------|--------|
| 行间 | 本经荥穴。位于足背部第 1、第 2 趾间，趾蹼缘后方赤白肉际处。 | 高血压、糖尿病、头顶痛、失眠、青光眼、夜盲症、泌尿系统感染等。对肝硬化、脂肪肝均有效。 |
| 太冲 | 本经输穴、原穴。位于足背部第 1 跖骨间隙的后方凹陷处。 | 失眠、高血压、痛经，也是治疗各类肝病的重要穴位。 |
| 期门 | 肝之募穴，足太阴脾经、足厥阴肝经与阴维脉的会穴。位于胸部乳头直下第 6 肋间隙前，前正中线旁开 4 寸。 | 肝炎、肝硬化、胆囊炎、胆石症和肋间神经痛、腹水等。 |

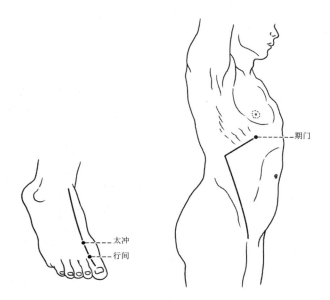

图 6-15    足厥阴肝经常用穴位

13. 任脉的常用穴位　任脉属于奇经八脉（表6-14，图6-16）。

表6-14　任脉的常用穴位（9个）

| 穴位 | 定　位 | 主　治 |
|---|---|---|
| 会阴 | 任、督二脉和冲脉的会穴。位于会阴部，男性阴囊根部与肛门连线的中点，女性为大阴唇后联合与肛门连线的中点。 | 尿道炎、前列腺炎、子宫脱垂、阴道炎等。 |
| 中极 | 膀胱的募穴。为足少阴肾经、足太阴脾经、足厥阴肝经与任脉的会穴。位于下腹部，前正中线上，脐中下4寸。 | 遗尿、尿频、尿急、功能性子宫出血、妇科疾病等。 |
| 关元 | 足太阴脾经、足厥阴肝经、足少阴肾经与任脉的会穴。在下腹部前正中线上脐中下3寸。为第一性保健大穴。 | 生殖泌尿系统疾病，包括妇女白带病、痛经，男科的阳痿、前列腺疾病等。 |
| 气海 | 位于下腹部前正中线上，脐中下1.5寸，又名丹田。为"生气之海"，精力的源泉。 | 性功能减退，妇科的月经不调、崩漏、带下或是男性的阳痿、遗精、脱肛等。 |
| 神阙（肚脐眼） | 位于腹中部脐中央。 | 消化道疾病和生殖系统疾病，由于此处腹部表皮角质层最薄，屏障功能最弱，药物和高电位治疗最易穿透扩散，而且有丰富的静脉网和腹下动脉分支，故常用于脐疗（药物和电位治疗）。 |
| 下脘 | 足太阴脾经与任脉的会穴，位于上腹部正中线脐中上2寸。 | 消化道疾病，如胃痛、呕吐、腹泻、消化不良等。 |
| 中脘 | 胃之募穴，八会穴中的脏会穴，也是手太阳小肠经、手少阳三焦经、足阳明胃经与任脉的会穴。位于上腹部前正中线脐中上4寸。 | "一切脾胃之疾，无所不疗"。故对消化系统疾病效果较好，如胃十二指肠溃疡、急慢性胃炎、肠炎、消化不良等，除此以外，还可以减肥，因为它可以改善胃肠功能减退，加强胃肠蠕动。 |

（续　表）

| 穴位 | 定　位 | 主　治 |
|---|---|---|
| 膻中 | 为心包之募穴，八会穴中的气会穴，足太阴脾经、足少阴肾经、手太阳小肠经、手少阳三焦经与任脉的会穴。位于胸部前正中线上，平第4肋间，两乳头连线中点。 | 呼吸系统疾病，包括咳嗽、哮喘、胸痛等，也可以治疗循环系统、消化系统病症，如心绞痛、噎嗝等。 |
| 廉泉 | 阴维脉与任脉的会穴。位于颈部前正中线上，喉结上方，舌骨上缘凹陷处。 | 咽喉部疾病，如咽喉炎、声带小结、声带麻痹等。 |

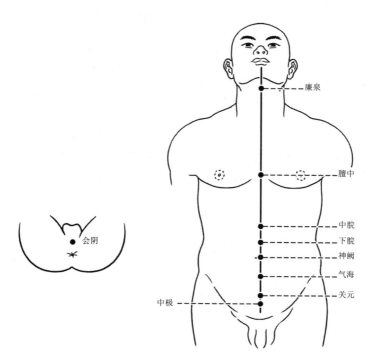

图 6-16　任脉常用穴位

14. 督脉的常用穴位 督脉属于奇经八脉（表 6-15，图 6-17）。

表 6-15　督脉常用穴位（6 个）

| 穴位 | 定　位 | 主　治 |
|------|--------|--------|
| 长强 | 督脉的络穴，足少阴肾经之所结处，足少阴肾经、足少阳胆经与督脉的会穴。位于尾骨下端，尾骨端与肛门连线的中点处。 | 生殖泌尿系统疾病，如遗精、阳痿，对消化道的腹泻、便秘、便血、脱肛、痔等均有疗效。 |
| 命门 | 在腰部后正中线上，第 2 腰椎棘突下的凹陷处。 | 腰脊强痛、遗尿、尿频、阳痿、盆腔炎、痔、脱肛、坐骨神经痛等。 |
| 大椎 | 手阳明大肠经、手太阳小肠经、手少阳三焦经、足阳明胃经、足太阳膀胱经、足少阳胆经与督脉的会穴，位于后正中线第 7 颈椎棘突下凹陷处。 | 发热、感冒、咳喘、颈椎病和脑部疾病，如脑炎后遗症、大脑发育不全。 |
| 风府 | 督脉与阳维脉的会穴，位于项部后发际直上 1 寸，枕外隆凸直下，两侧斜方肌之间的凹陷中。 | 感冒风寒引起的头痛和高血压引起的头痛、眩晕，颈椎病引起的颈部神经、肌肉疼痛等，也可以治疗脑卒中、癫痫等神志病。 |
| 百会 | 有 "三阳五会" 之称，即是三阳经与督脉、足厥阴肝经的交会穴，是人体阳气汇聚的地方，其功能是开窍醒脑、回阳固脱、升阳举陷。位于头部，当前发际正中直上 5 寸，前项后 1.5 寸（大拇指插进耳洞中，两手的中指朝头顶伸直，两手中指指尖相触之处）。 | 脑卒中、记忆力减退、头痛、头晕、失眠、神经疾病、脱肛、子宫脱垂等。 |
| 神庭 | 在前发际正中直上 0.5 寸（一横指）。 | 头痛、眩晕、失眠、记忆力减退、精神分裂症、鼻出血、角结膜炎等。 |

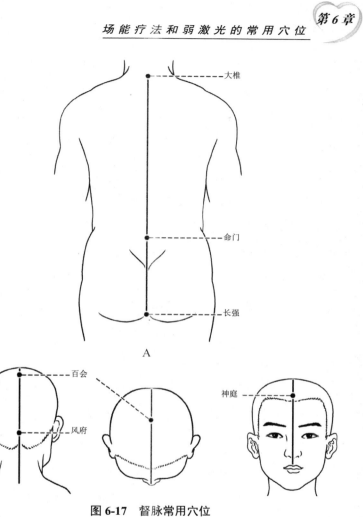

图 6-17　督脉常用穴位

# 后　记

　　场能治疗和弱激光治疗是我国近几年来新兴的物理治疗方法，它们已经从医院走入到千千万万户家庭，为广大的老百姓造福，使很多中老年朋友们受益。通过大量临床实践证明这两种疗法是康复治疗中不可缺少的一部分，它们填补了康复医学家庭治疗中的空白。世界卫生组织明确地将康复计划归属于现代医学所必须具备的预防、治疗、康复和保健的四大功能之中。而场能治疗和弱激光治疗都具备预防、保健、治疗和康复的功能，故可以纳入康复治疗的范围。

　　这两种治疗方法，一种是电场治疗，一种是光疗；一种主要对全身 60M 细胞充电，另外一种则是利用光能进行治疗，主要作用于血液系统，如降低血黏度、血脂，改善血流速度。两种治疗方法可以相辅相成，治疗效果不是 1+1=2 的效果而是 1+1 ＞ 2 的效果，所以综合应用，效果更好！

　　场能治疗和弱激光治疗在我国大有发展前途，可以为广大患者造福！我国是心脑血管病的发病大国，其发病率、死亡率、并发症都是最多的。而这种适合家庭用的设备操作简单、方便有效、无副作用，对老百姓来说有病治病，无病防病，可以达到保健、预防、治疗和康复的目的。

　　正如习主席所说的"没有全民的健康，就没有全面的小康"。

　　随着我国科技水平日渐提高，经济实力日渐增强，我国生产的弱激光和场能治疗设备，质量日渐提高，已经达到甚至超过国际同类产品的水平。特别是根据我国实际情况，在产品设计方面进行了创新，使我们走向了一个更新的高度。

我国是一个古老而富有青春活力的国家。我国的传统医学经络和穴位结合现代医学（弱激光、电场），使我们的治疗效果又达到一个新的高度。

因为场能疗法和弱激光疗法在我国还是一个较新的事物，虽然临床治疗效果不错，但仍存在许多不足之处，需要进一步研究、开发、总结。

如这些方法治疗疾病的机制是什么？

如对于哪些疾病使用这些方法是最佳选择，用于疾病哪个阶段效果最好？

如场能疗法和弱激光疗法使用的方式（脉冲、连续、频率、电压）、使用的时间问题、剂量等更需进一步研究。

如何更好地和传统医学结合的问题，如对寒热、虚实等不同证型如何"补"和"泻"尚需进一步研究。

总之，我们这种电疗与光疗的理疗方法的新的发展、新的用途正在不断地完善，发展和创新的过程中也将不断地以新的面貌、更好的疗效为广大群众服务。